常见精神疾病临床诊疗

曾志金　谭友果　毕　斌
李志雄　刘晓芳　易　宏　主编

上海科学技术文献出版社
Shanghai Scientific and Technological Literature Press

图书在版编目(CIP)数据

常见精神疾病临床诊疗 / 曾志金等主编. —上海：
上海科学技术文献出版社, 2023
　　ISBN 978-7-5439-8764-7

　　Ⅰ.①常… Ⅱ.①曾… Ⅲ.①精神病－诊疗 Ⅳ.
①R749

　　中国国家版本馆 CIP 数据核字(2023)第 032567 号

责任编辑:付婷婷
封面设计:崔爱红

常见精神疾病临床诊疗

CHANGJIAN JINGSHEN JIBING LINCHUANG ZHENLIAO

曾志金　谭友果　毕　斌　李志雄　刘晓芳　易　宏　主编
出版发行：上海科学技术文献出版社
地　　　址：上海市长乐路 746 号
邮政编码：200040
印　　　刷：河北环京美印刷有限公司
开　　　本：787mm×1092mm　1/16
印　　　张：7.25
字　　　数：176 000
版　　　次：2023 年 3 月第 1 版　2023 年 3 月第 1 次印刷
书　　　号：ISBN 978-7-5439-8764-7
定　　　价：98.00 元
http://www.sstlp.com

前　言

　　精神疾病是指在体内外各种生物、心理、社会环境因素的影响下,大脑功能活动发生紊乱,导致认识、情感、意志和行为等精神活动不同程度障碍的疾病。近年来,随着我国社会经济的快速发展和人民生活水平的不断提高,各种精神心理疾患的患病率呈明显上升趋势,精神卫生问题已经成为我国重要的公共卫生问题和突出的社会问题。因此,有必要大力培养高水平的精神科从业人才,以适应精神科学发展的需要。

　　本书首先介绍了精神病学的基础内容,主要包括精神疾病的病因、分类、临床表现、常见症状等内容,重点阐述了脑器质性精神障碍、躯体疾病所致的精神障碍、心境障碍及神经症性障碍等内容,最后介绍了精神疾病常用康复方法及精神障碍的预防。本书对精神疾病的病因病理、治疗原则以及心理治疗等方面作了较系统的介绍,并简述了常用的精神药物,内容客观科学、丰富全面,注重实用、可操作性强,可供从事精神疾病临床工作的医务人员及校医学生阅读参考,亦可作为精神疾病患者及其家属的家庭指导用书。

　　精神疾病涉及内容广泛,随着科技的进步,其研究领域的发展日新月异,加之作者水平和经验有限,故书中如有疏漏或不足之处,恳请广大读者及医务工作者批评指正,以期再版时予以改进、提高,使之逐步完善。

编　者

2022 年 10 月

目 录

第一章 精神病学基础

第一节 精神疾病与精神病学

一、精神与心理

精神即心理,两者同义。人的精神是客观世界在人脑的反映,大脑是一切精神活动的器官,精神活动是大脑这种高度分化物质的功能。人的精神活动不能脱离大脑而存在,同样,人的精神活动亦不能脱离社会实践而发展。

二、精神活动及精神现象

精神活动及精神现象由认知、情感和意志三个部分组成,其内容包括感觉、知觉、注意、记忆、思维、情感、意志、行为、个性特征和倾向性等方面。人的精神活动是在适应和改造客观环境的实践中进行的,通过不同层次的心理活动过程和接受、储存、利用信息的功能对环境和自身进行认识、预测、调节和控制,使个体与环境间的相互作用过程保持平衡。人类的精神活动按心理现象的特征可分为心理活动过程和个性(人格)两种表现形式。个性,是指某个体自身各个心理活动过程特征的总和。这些特征具有相对稳定性,如个体的需要、兴趣、观念、气质、能力、性格等心理倾向相对于心理活动过程而言要稳定得多。

三、精神疾病与精神障碍

精神疾病是指在各种生物、心理、社会环境因素的影响下,大脑功能活动发生紊乱,导致认识、情感、意志和行为等精神活动不同程度障碍的疾病,如重性精神病、神经症、精神发育迟滞、人格障碍等。在现代精神病学的研究与发展过程中,越来越多的学者采用精神障碍一词来取代精神疾病的概念。精神障碍是指任何先天或后天的心理障碍,其含义广泛,包括一系列轻重不一的精神症状与行为异常。这些症状在大多数情况下会给个体带来痛苦,使其社会功能受损,如生活自理能力,人际沟通与交往能力,工作、学习或操持家务能力,以及遵守社会行为规范能力的损害等。精神障碍的形成与发展是生物、心理、社会因素共同作用的结果,有先天或自幼便持续存在的,如精神发育迟滞,但大多数是后天的,即在原来心理状态正常的群体中,在有或无诱因作用的情况下发病的重性精神病性发作或症状较轻的神经症性发作。关于精神障碍的诊断,主要依赖于症状群的特征与病程。就目前而言,常见的精神障碍并没有可作为诊断依据的器质性病理基础,未能发现特异性病因。因此,准确把握精神病理现象(即临床表现)的规律与特征,是诊治各类精神障碍的关键。对精神障碍的治疗,应根据不同的精神障碍和不同的病程阶段分别采用各种药物治疗、心理治疗、职业治疗、社会家庭康复治疗和护理等综合性措施,在生物-心理-社会医学模式的指导下进行。

四、精神病学

按古希腊语的解析,psyche 即精神、灵魂之意,故精神病学被定义为"治疗灵魂疾病"的医学,是古代医学的一部分。现代精神病学的概念是以研究各种精神疾病(或精神障碍)的病因、发病机制、临床症状、疾病的发展规律,以及以治疗和预防为目的的一门科学。它是临床医学的一个分支。随着医学科学的发展和日益增长的社会需求,现代精神病学的研究范畴亦日渐扩大,专业的划分更加深入和专业化,目前精神病学有临床精神病学(其中包括普通成人精神病学、儿童精神病学、老年精神病学)、司法精神病学、联络会诊精神病学、精神病流行学、社会精神病学、社区精神病学、职业精神病学、跨文化精神病学等。20 世纪 70 年代,国际和国内广泛采用精神卫生和精神医学的术语,其含义较传统的精神病学更广泛,它不仅包括研究各类精神疾病(或精神障碍)的病因、发病机制、临床病象与治疗,同时还包含研究与探讨心理社会因素对人体健康和癒症的作用与影响,以减少和预防各种心理或行为问题的发生等内容。可见,广义的精神卫生或精神医学的内容包括传统的精神病学和心理卫生两方面。

第二节　精神病学与其他学科的关系

在现代医学中,精神病学和临床医学与基础医学的关系十分密切。它是由人体内中枢神经系统与其他生理系统密不可分的生物学基础所决定的。大脑作为中枢神经系统的高级部分,对来自体内外环境的各种应激发挥着协调、筛选和整合的主导作用。因此,大脑的功能活动与其他生理系统的功能活动彼此联系,相互制约,共组平衡,以维系人体功能的正常运转。正常情况下,人体内分泌功能的生理变化,会导致中枢神经系统,尤其是脑功能的明显变化,反之亦然。病理情况下,这些变化会十分剧烈而持久。临床上,各种躯体疾病如心血管疾病、内分泌功能紊乱、营养代谢性等疾病均会影响脑功能而出现精神症状或诱发各种精神疾病。反之,脑功能紊乱同样会产生一系列内脏自主神经功能、代谢功能和内分泌功能明显且持续的失调。不少精神疾病患者,如抑郁症患者发病期间可出现月经紊乱、闭经、食欲下降、体重减轻、便秘、失眠和自主神经功能紊乱等症状。尤其应注意的是,神经系统疾病与精神疾病常互为因果,同一疾病过程中既可有神经系统疾病的症状和体征,又可有精神症状,两者并存。上述两类患者患病时,都会就诊于综合医院各临床科室或精神病科。可见,精神病学与其他临床学科特别是神经病学的关系何等密切。有鉴于此,综合医院临床各科的医护人员,要高度警觉各种躯体疾病,包括神经系统疾病患者会出现精神症状或精神疾病的可能性,在诊治各类躯体疾病的过程中,掌握识别和处置精神疾病的基本知识和技能。同样,精神科医师亦应学会常见躯体疾病的诊疗技术。对于严重的或复杂的躯体疾病与精神疾病共病问题,应在临床医学各科间,通过发展联络会诊精神病学加强与精神科之间的会诊来解决。

当今人类已充分认识到精神病是脑的疾病,是生物、心理和社会综合因素作用的结果,但迄今绝大多数精神疾病的病因和发病机制尚未阐明。围绕着精神疾病病因学的问题,近30年来,世界范围内开展了众多基础科学研究,如分子生物学、神经内分泌学、分子遗传学、神经生化学、精神药理学以及心理学的理论及相关的新技术,如影像技术、放射免疫技术、微量测定与微观技术等都纷纷应用于精神病学的研究中,建立了相应的基础医学研究分支和学科,积累了大量与精神疾病病因及发病机制有关的宝贵资料,为最终揭示精神疾病病因及推动精神病学的发展奠定了广泛而深入的自然科学基础。自然科学,特别是基础医学的发展,是精神病学发展的关键所在,精神病学的发展,有赖于应用先进的基础医学理论和技术逐步揭开正常脑功能和脑功能紊乱的奥秘;另一方面,基础医学也在精神病学的研究中得以发展和完善。此外,精神病学与基础医学的关系还表现在人们对情绪及心理活动如何影响躯体功能和心身健康、心理社会刺激与疾病间的关系等问题越来越关注;运用医学心理学、行为科学和心身医学等基础学科的原理解释精神障碍的病因、发病机制、临床表现,指导精神疾病的诊断和防治工作的趋势日益明显。这进一步显示,精神病学与基础医学的关系是相辅相成、互相促进、密不可分的。

第三节　精神疾病的病因

精神障碍作为一大类障碍的总称,其病因学的讨论也相当复杂。在许多教科书上,针对某一种精神障碍病因的描述中最常用的表达方法是"病因未明"。这种"病因未明"在实际情况下有两层含义:其一可能是指对该障碍的致病因素较多,在其中难以确定一个起主要作用的因素,因此只能笼统地称为"病因未明"。比如高血压,人们花了很大的力量去研究病因,至今仍是"未明",实际上却发现了许多有关因素。其二是指我们所讨论的障碍本身就是多因性的疾病或是一组疾病,即具有异质性。由于所讨论的疾病并非单一的问题,因此很难用一种病因来解释一组疾病。

实际上,只有少数疾病是单一因素引起的,例如外伤。但有少数经常受外伤的人,也可能与其特定的性格特点有关。多数疾病都是由一个以上的因素形成的,这些因素有主有次,以肺炎为例,细菌是主要因素,或叫做必要条件,其他因素则可叫做充分条件,必要条件加上充分条件,才会使发病时机"成熟"。

精神障碍的原因就更复杂,常常有原因相同而症状不同(例如同一次地震引起的精神失常者其症状及诊断不会完全一致),或症状相同而原因不同(例如抑郁症可由许多不同原因引起)。人的精神活动比较抽象,不像生理功能那样容易测量、评估,影响精神活动的因素数不胜数,因此即使是单卵双生子,其基因结构尽管毫无差别,其精神活动也不会完全一致。这些情况不但使精神障碍更倾向于多因性,而且也增加了精神障碍病因学研究的困难。精神障碍病因学研究涉及很多方面,本节仅简要介绍一些重要的方面。

一、精神障碍病因的分类

精神障碍的病因可以根据研究角度的不同进行分类,如可修正因素(如吸烟、高血压、行为因素等)和不可修正因素(如性别、种族等)、遗传因素与环境因素、素质因素、诱发因素与持续因素等。

(一)遗传因素与环境因素

遗传学家认为任何精神障碍都是个体的遗传因素与环境因素相互作用的结果。但是,并非在任何精神障碍的病因中遗传因素与环境因素都具有同等重要的作用。比如,对于染色体畸变及先天性代谢障碍所致的一大类精神发育迟滞的病因中,遗传因素起了主导作用。即使如此,有些疾病如苯丙酮尿症的精神障碍,其致病基因的作用仍然需要一定的环境因素,例如含大量苯丙氨酸的食物才能显现出来,早期避免进食含苯丙氨酸的食物便可阻止出现精神发育障碍。又例如,急性应激障碍和创伤后应激障碍的起病,显然是社会环境的重大精神创伤(刺激)起了主导作用,但个体的遗传素质仍然起着重要的作用,因为遭遇同一事件的人中只有少数人(遗传素质脆弱者)发病,且其严重程度、持续时间及预后也因人而异。研究遗传因素与环境因素对精神障碍的发病有什么影响,两者如何相互作用导致疾病的发生,是遗传病因学研究的重要课题。

(二)素质因素、诱发因素与持续因素

在疾病的发生过程中,可能有多种因素起作用,但从时间上看,主要可有如下三种。

1.素质因素

素质因素是指决定疾病易感性的个体因素,这类因素表现为个体对其他有害因素的承受能力。素质因素通常形成于生命的早期,是遗传负荷、母体子宫内环境、围生期损伤以及婴幼儿时期心理和社会因素共同作用的结果。素质因素又分为生理素质(如身高、体重、自主神经系统的反应性等)及心理素质(如情绪的稳定性、各种心理能力、人格特征等)。心理素质是否健全对童年和成年精神障碍的发生都有重要影响。

2.诱发因素

诱发因素是指在疾病发生前作用于个体,促使疾病发生的事件,这种事件可以是生理方面,也可以是心理社会方面。生理因素包括颅脑损伤、感染、化学药物等,心理社会因素包括亲人亡故、婚恋挫折、升学失败、失业、重大灾难等。有时可有多种因素同时作用,或同一事件产生多种影响。前者如某人突发重大躯体疾病后又失业,后者如患恶性肿瘤,既可产生躯体方面的影响,又会产生心理压力。

3.持续因素

持续因素是指疾病发生之后附加于个体,使疾病加重或病程延续不容易恢复的事件。如某人患抑郁症之后又出现婚姻危机,或患精神分裂症之后又失业等。有时,疾病本身的后果可使病情加重,形成恶性循环。例如社交恐惧症的难堪体验会使患者担心再次在社交场合或在异性面前"出丑",并为此而紧张不安。社会因素对患者的附加影响值得重视,研究发现,精神病患者常缺乏社会支持或遭受歧视,往往不利于疾病好转。同时,对一些患者的过度保护也同样不利于疾病的康复。

需要说明的是,临床上往往会将诱发因素(诱因)简单当做病因,这是不全面、不准确的。而且,如果仔细分析不难发现,一些患者及其家属所说的"诱因"往往并不肯定,且有可能是疾病的结果。比如,某抑郁症患者及其家属均认为其疾病是由于"失恋"所致,但仔细了解发现,患者女友之所以离他而去,是由于他近来情绪沉闷,寡言少语,且动辄发脾气。

二、精神障碍的生物学因素

生物学因素又称为躯体因素,是指通过生物学途径影响中枢神经系统的功能,导致精神障碍的因素,主要包括如下几方面。

(一)遗传因素

遗传因素是指遗传物质基础发生病理性改变,从而发挥其致病作用。如染色体数目及结构异常,以及基因突变等。许多精神病学家早就注意到,一些常见的精神障碍如精神分裂症、心境障碍、人格障碍、物质滥用等皆具有较为明显的遗传倾向。以精神分裂症患者的家系调查为例,在 1 项对 1 196 例精神分裂症患者的 54 576 名亲属的追踪调查中,共发现有 956 例精神病患者,其患病率为 17.5‰,是当地一般居民患病率(2.8‰)的 6 倍多。有学者研究了父母皆是精神分裂症患者的 85 名患者所组成的家庭,发现其子女的发病率为 51.5%,为正常家庭的 80～100 倍。

1.染色体畸变

染色体是遗传信息的载体。染色体数目和形态结构的异常往往可以导致遗传信息的变化,在临床上则表现为比较严重的躯体及精神发育障碍,有的还引起人格异常、违法犯罪倾向和类似精神分裂症等表现,统称为染色体病。染色体畸变包括染色体数目异常及染色体结构异常。在常染色体数目异常方面,最常见的是 21 三体引起的先天愚型,其他如 13 三体、18 三体、21 单体或 22 单体等。在性染色体方面,常见的有 XXY(Klinefelter 综合征)、XO(Turner 综合征)等。常见的染色体结构异常如 1 号环状染色体、4 号染色体短臂缺失、5 号染色体短臂缺失(猫叫综合征)等。近年报告发现,22q11 缺失的患者中,患精神分裂症及其他精神障碍的比例大大高于一般人群。此外,脆性 X 染色体不仅可导致精神发育迟滞,且与儿童学习困难、儿童行为障碍及儿童孤独症等有关。

2.单基因病

由于单个基因突变导致酶的质或量的改变引起的一类疾病称为先天性代谢缺陷或遗传性代谢病。在已知的 200 多种酶的缺陷病中,可引起精神发育障碍或行为异常者 70 余种,大多数为常染色体隐性遗传,其中包括氨基酸代谢障碍(如苯丙酮尿症)、糖代谢障碍(如半乳糖血症)、溶酶体贮积病(如神经节苷脂贮积病);也有为常染色体显性遗传,如 Huntington 病、结节性硬化症;此外还有 X 连锁遗传,如黏多糖Ⅱ型等。

3.多基因病

一些原因不明的精神发育迟滞、精神分裂症、情感性精神障碍以及 Alzheimer 病等都属于此类,称为复杂性遗传病。近二十年来,精神疾病的分子遗传学研究取得了许多进展,其中一些可以称为突破性进展,如在家族性 Alzheimer 病患者中发现的淀粉样前体蛋白(amyloid precursor protein,APP)基因突变可引起淀粉样变性,后者则为 Alzheimer 病的病理基础之一。

在研究方法上,传统的单位点多态性研究已逐渐让位于基因—环境交互作用研究及多位点甚至全基因组的研究。此外,近些年兴起的表观遗传学研究则旨在探讨遗传序列变化之外的其他遗传因素在疾病中的作用。需要指出的是,由于多数精神疾病可能不但涉及遗传因素,也涉及环境因素,且基因-基因及基因-环境存在交互作用的可能,这都增加了遗传研究的难度。

(二)感染

全身感染、中枢神经系统感染和其他系统感染均可引起精神障碍。病原体可为寄生虫、螺旋体、立克次体、细菌、病毒等。最常引起精神障碍的感染有败血症、流行性感冒、伤寒、斑疹伤寒、肺炎、脑膜炎、神经梅毒,以及 HIV 感染等。随着人类急性传染病逐渐被控制,急性传染病引起的精神障碍已较少见到。但近年来由于性传播疾病及药物滥用相关的感染迅速发展,由这类病原体侵袭中枢神经系统引起的精神障碍逐渐受到关注。

(三)化学物质

多种对中枢神经系统有害的物质都可引起精神障碍。

1.成瘾物质

海洛因、吗啡、苯丙胺及新型的致幻型兴奋剂(俗称"摇头丸")、大麻等是最常见的成瘾物质,已成为全球性公害。

2.酒精

酒精滥用对中枢神经系统可造成严重危害,也是全球关注的精神卫生问题。

3.医疗用药

阿托品、异烟肼、利舍平以及皮质激素都可引起精神障碍。

4.工农业毒物

苯、有机汞、四乙基铅等易挥发性物质和重金属均可引起中毒,出现急性或慢性精神障碍。在农村有机磷农药使用不当是引起精神障碍的常见原因。

5.食物进食

一些有毒的菌类食物可引起意识模糊和幻觉。

6.一氧化碳

冬季煤炉取暖可引起一氧化碳中毒,产生急性或慢性精神障碍。

(四)脑和内脏器官疾病

大脑和内脏器官的疾病也会引起器质性精神障碍,其中包括脑的弥漫性损害和位于额叶、颞叶、胼胝体、基底节和边缘系统的病变更容易引起精神障碍。而各种内脏器官的疾病都有可能在疾病的某一阶段出现精神障碍。

(五)年龄与性别

年龄并非致病因素,但年龄是某些精神障碍的重要发病条件。童年和少年期的脑功能尚未发育完全,特别容易受到损害,出现发育障碍以及起病于童年和少年期的各种精神障碍;45~55岁,人类进入更年期,一些精神障碍在此期间可以出现第二个发病高峰期;60岁(或65岁)之后,人类进入老年期,随着年龄的增加,阿尔茨海默病的发病率也随之迅速增加。

性别也非致病因素,但对一些精神障碍的发病具有重要影响。例如精神分裂症等精神障碍在月经期间有症状加重的倾向。女性抑郁症患者远多于男性,而物质依赖、酒精中毒等男性远高于女性,产褥期容易发生女性特有的精神障碍。形成这种差异的原因除生物因素外,还要考虑社会因素对性别的不同影响。

三、心理因素

心理因素包括心理素质和心理应激两方面。心理素质往往是条件因素,而心理应激则常常成为致病诱因。

(一)心理素质

人格是心理素质的体现,人格为个体在日常生活中所表现出的总的情绪和行为特征,此特征相对稳定并可预测。性格是在气质的基础上,在个体活动与社会环境相互作用下形成的。一个具有开朗、乐观性格的人,对人坦率、亲热,思想、感情容易交流,乐于助人,也因此容易得到别人的帮助,愿意理解别人也容易被人理解,在人际关系中误会与矛盾较少,即使有也容易获得解决,在心理应激过程中对挫折表现出较强的耐受性。与此相反,一个性格比较拘谨、抑郁的人,与人保持一定距离,对人心存疑虑戒备,不太关心别人,别人对他也就比较疏远和冷淡,在人际关系中误会与隔阂较多,在困难面前容易显得无能为力,悲观丧气,对心理应激的耐受能力较差,易患神经症、心身疾病,也容易出现酒精与药物滥用等。正由于此,一些心理学著作中将人格称为一个人身边环境的塑形剂。

有些人的性格自幼就明显偏离正常、适应不良,达到了害人害己的程度,称之为人格障碍。有些人格障碍与精神障碍关系十分密切,如具有表演型性格的人容易罹患癔症,具有强迫性格的人容易罹患强迫症,分裂样人格障碍者则患精神分裂症的可能性较大,等。

(二)心理应激

心理应激(简称应激)一般称为精神刺激或精神创伤,通常来源于生活中的一些重大生活事件。在每个人的生活中,都不可避免地会遇到各种各样的生活事件,但并非每个生活事件都会产生不良的精神刺激。引起心理应激的生活事件必须具备如下两个条件:①对当事人具有重要的利害关系,关系越密切,应激越强烈;②达到足以激发喜、怒、哀、忧、惊、恐等剧烈情绪反应的强度或频度,没有足够强度或频度的事件,不能激发剧烈的情绪反应,也就难以形成应激。需要指出的是,心理应激对于健康的人并非都是有害的,相反,在很多时候,适当的心理应激,具有动员机体潜力、应付各种困难、提高反应效率的作用。有些应激会使当事人更坚强,即“艰难困苦,玉汝于成”。但对一些个体,强大的心理应激往往会导致急性应激反应或创伤后应激障碍。对某些具有较高易感性的个体而言,一些并不强烈的应激也可能促使发病。

人们生活中最常见的应激源是各种急性和慢性应激性生活事件,如亲人突然亡故、身患绝症、被强暴、失恋、离异、夫妻关系不和、与同事或邻里关系紧张、失业、离退休、工作负荷重、事业受挫、受处分或犯罪等,皆可成为急性或慢性应激源而造成心理负担过重,致使当事人感到委屈、沮丧、紧张、焦虑或恐惧等。常见的应激源中还有急剧而严重的自然灾害和人为灾难,例如有地震、水灾、火灾、滑坡、爆炸、空难、车祸、社会动荡或战争等,多可迅速引起短暂或持久的精神障碍。重大创伤后出现的急性应激障碍及创伤后应激障碍(post traumatic stress disorder, PTSD)近年来逐渐为人们所认识。其次,生活的自然环境因素,如大气污染、水污染、放射垃圾、噪声、交通混乱、居住拥挤和电子污染等,也使人们长期处于烦闷、紧张、兴奋或焦虑、抑郁和不安等状态下,易导致心身疾病、神经症和其他精神障碍。

研究发现,配偶、子女或父母的亡故不仅可使躯体疾病增加及死亡率升高,同时也可增加抑郁症等问题的发生率。研究认为,在亲人丧亡的第一年尤其是开始的数月内,抑郁症状较为常见,睡眠障碍、怪罪他人、无望感及无用感也很突出。同样,失业、移居国外或因建设等迁徙异地(移民)也构成应激性生活事件。另有研究提出生活事件在诸多精神障碍的发生中起促发作用,认为负性生活事件,如丧偶、离婚、婚姻不和谐、失业、严重躯体疾病、家庭成员患重病或突然病故,均可诱发精神障碍,其中主要为抑郁症。女性应付应激能力低于男性,更易患病。

四、社会因素

人是社会的动物,社会每时每刻都给我们机遇,同时也给我们挑战。社会既是每一个体生存的温床,又常常是构成各种心理应激及痛苦的渊源。因此,社会因素与精神障碍的关系越来越引起人们的重视。

(一)社会文化

社会环境与社会文化对躯体健康和心理健康都可产生重要影响。很多精神障碍的发生是与特殊的社会文化具有密切关系。如缩阳症(koro,表现为发作性地、强烈地害怕自己的外生殖器会缩回自己的腹腔)的流行是中国南部、印度和东南亚一些居民中特有的现象。

(二)社会变迁

城市化、工业化、全球化等都是近年来描述社会变迁的常见用语,这些变迁对精神障碍的疾病谱产生重大的影响。比如,我国20世纪50年代初常可见到的麻痹痴呆,到了60年代逐渐消失。但时隔半个世纪后,由于性病再度蔓延,这些问题又有重新出现之势。我国改革开放之后,以前很少见到的药物滥用问题也再度蔓延,且愈演愈烈。另一方面,随着社会生活水平普遍改善,人均寿命延长,老年精神障碍(尤其是阿尔茨海默病)的发生率逐渐增加。

需注意的是,社会变迁对精神卫生的影响应科学分析。比如,随着社会的发展,越来越多的乡村变成城市,世界各地区都在不断发生城市化。除物质生活有所区别外,城市及乡村居民在价值观念、行为方式、生活习惯等方面也存在着不同程度的区别。

城市环境与心理卫生的关系到底如何,不同学者有不同的看法。有些学者认为,城市环境里的应激性因素要比乡村多,而通常认为应激性因素对焦虑和抑郁症的发生起着重要作用,因此,城市中上述障碍的发生率要比乡村中高。而有些专家则认为,乡村的生活过于僵化,对新奇事物的耐受性低,且接受的刺激太少,因此,许多乡村居民终日劳作,无暇休息,过着一种单调且乏味的生活,只要条件许可,就会出现选择性移民,乡村中那些精力旺盛,有进取精神的人就会脱离家园,到城市中谋求发展,而剩下的那些人,往往处理问题的能力较差,容易出现各种精神障碍。

(三)社会压力

来自战争、种族歧视、暴力犯罪、政治迫害、经济危机、贫困等社会压力,对心理健康可造成严重损害。例如,重大生活事件往往是引起当事人心理应激的社会因素,因此在研究病因时常将其合称为心理社会因素。但更多学者认为,生活事件是否会引起疾病,还与个体的易感性有关。

（四）社会支持

社会支持是指个体所处的社会环境给个体提供的帮助、保护与支持。有人将社会支持与个体的关系比喻为空气与飞鸟的关系。心理学家马斯洛（A.Maslow）认为，人在满足衣食温饱之后，其基本需要之一便是介入各种人际关系。有关社会支持与精神卫生关系的假说有如下三类。

（1）良好的社会支持本身对个体的躯体/精神具有保护、缓冲作用，它可以保护个体，使之避免出现精神障碍，而不论有无不良经历存在。

（2）社会支持对心理应激有缓冲、保护作用，但缺乏社会支持并无不良影响。

（3）社会支持对已出现精神症状的个体具有治疗作用，它可缩短病程，减轻症状。

有学者对精神障碍患者进行研究发现，他们的亲密关系减少、个人交际网缩小。而社会支持的缺乏，尤其是在患者需要支持时不能及时提供，会使当事者出现精神障碍。

总体来说，多数人认为，社会支持良好的社会环境对个体具有保护缓冲作用，而缺乏社会支持网络时，尤其是当患者出现症状又得不到适当的社会支持时，其症状往往不容易好转。在社会支持的构成中，家庭支持是最重要的。诸多研究显示，良好的家庭支持不仅有助于缓解个体的心理应激，减少精神障碍的发生，也有助于精神障碍患者的更好恢复。除家庭支持之外，一般的社会支持也是影响精神障碍的重要因素。如近来较受重视的对精神障碍患者的歧视，精神疾病患者因患病而产生的"病耻感"，会对患者产生负面影响。此外，还有一点也应引起注意，一些所谓的社会支持，表面上看似关心、帮助，实际上是"过度保护"，如找出种种理由不让精神分裂症患者恢复工作，这往往不利于疾病的康复。

五、精神障碍病因学中各致病因素间的相互关系

上文简单讨论了精神障碍的病因学，从中可见生物学因素和心理社会因素在精神病患者发病中都起着重要作用。但应强调的是，两者在不同类型精神障碍中的作用并不均等。例如在某些精神障碍中生物学因素可能起主导作用，而在另一些精神障碍中则是次要作用。大量临床证据表明，许多精神障碍的起因，并非单一因素，而是多种因素共同作用的结果。比如在焦虑症、抑郁症和应激相关障碍中心理社会因素起着重要的作用，是发病的主要因素之一，但也同时发现患者有神经生理学的改变，如抑郁症及强迫症患者中枢的 5-HT 含量减少等。另一方面，精神分裂症、双相障碍等精神病，精神发育迟滞和颅脑损伤，感染、中毒和躯体疾病等伴发精神障碍，则以生物学因素起主导作用。然而，即使是生物学因素占主导的疾病，我们也不能忽视心理社会因素对上述各种精神障碍发生发展以及转归的影响，在很多时候，心理社会因素往往会作为发病的诱因或促发因素。以精神分裂症为例，在其发生发展中既有生物学因素如遗传因素、神经生化改变、素质因素的易感性和神经病理改变等作为发病的基础，又可能有生活事件如亲人亡故、创伤经历、失恋、离异、失业等心理社会因素作为促发因素。

第四节　精神疾病的常见症状

一、感知觉障碍

（一）感觉障碍

人们借助于视、听、嗅、味、触等感官及内感受器可感知外界事物和躯体内部感官的活动状况。感觉是对外界事物的个别属性的反映，是人类最初级的心理过程，而其他一切较高级复杂的心理活动，归根结底都是通过感觉所获得的材料的基础上所产生和发展的。所以，人们对客观世界的认识活动，首先就是从感觉开始的。感觉障碍在精神病临床上并不多见，现择其主要的几种列举如下。

1.感觉过敏

这是对外界一般强度的刺激，如对声、光的刺激以及躯体上的某些轻微的不适感的感受性增高。例如，感到阳光特别耀眼，风吹的声音感到震耳，开关门的响声就好像射击声似的那样强烈，普通的气味常感到浓郁而刺鼻，皮肤的触觉和痛觉也都非常过敏，甚至感到衣服或被单接触到身体时也难以忍受。这类症状多见于神经衰弱、癔症、感染后的虚弱状态。

2.感觉减退

与上一症状相反，对外界刺激的感受性减低，如强烈的疼痛，或者难以忍受的气味，都只有轻微的感觉。严重时，对外界刺激不产生任何感觉（感觉消失）。

感觉减退较多见于入睡前状态、抑郁状态、木僵状态，或在某些意识障碍时，以及癔症和催眠状态。感觉消失较多见于癔症。

感觉减退及消失常见于神经系统器质性疾病。但是在精神疾病患者中，这类症状可不存在神经系统器质性损害的特征。如癔症患者所表现的感觉减退或消失，不符合神经系统的生理解剖分布。又如，患者的手或脚呈现手套或袜套式的感觉缺失，或出现以躯体中线为分界的某一侧皮肤感觉的减退或消失，同神经组织的分布范围也不同；同时这类感觉障碍的部位以及范围大小或界限，常常可以通过暗示作用而改变。

3.感觉倒错

对外界刺激可产生与正常人不同性质的或相反的异常感觉。例如，对冷的刺激反而产生了热感；用棉球轻触皮肤时，患者产生麻木感或疼痛感。感觉倒错多见于癔症。

4.内感性不适（体感异常）

躯体内部产生各种不舒适的或难以忍受的感觉，都是异样的感觉，且往往难以表达。例如，感到某种牵拉、挤压、撕扯、转动、游走、溢出、流动、虫爬等特殊感觉。内感性不适的特点是不能明确指出体内不适的部位，与内脏性幻觉不同。由于这些不适感常引起患者不安，可构成疑病观念或妄想的基础，较多见于精神分裂症、抑郁状态及颅脑创伤所致精神障碍。

（二）知觉障碍

人们在正常情况下,看到的并不单纯是不同的形式、不同的颜色,而是一本书,一张画;听到的不仅是高低不一或音色不同的声响,而是人的歌唱或机器的轰鸣声。这些都是通过知觉的作用而获得的认识。感觉和知觉都是当前客观事物在人脑中的反映,但它们之间是有所不同的,其主要区别在于:感觉只是对事物的个别属性的反映,而知觉则是对某一具体事物的各种属性以及它们相互关系的整体的反映。感觉的材料越丰富,知觉也就越完整、越正确。一般说,孤立的感觉是很少的,人们实际上都是以知觉的形式把客观事物反映到意识中来,知觉反映事物的外部表现及其相互之间的表面联系,所以知觉是认识的初级(或第一)阶段。

知觉的障碍是精神科临床上最常见的,而且是许多精神疾病的主要症状。常见的知觉障碍有错觉、幻觉和感知综合障碍。

1.错觉

错觉是歪曲的知觉,也就是把实际存在的事物歪曲地感知为实际完全不相符合的事物。例如,把挂在门后面衣架上的大衣看成为躲在门后的人,一个装置在天花板上的圆形灯罩被看作悬挂着的人头等。

正常人也可以存在错觉,如在照明不良,或视、听觉减弱状态下,疲乏、精神紧张、恐惧等时都可以产生错觉,如杯弓蛇影、风声鹤唳、草木皆兵等。正常人的错觉是偶然出现的,一般通过验证,能很快地被纠正和消除。

精神病患者的错觉按各种不同的感官,可分为错听、错视、错嗅、错味、错触及内感受性的错觉,临床上以错听和错视多见。此外,还有一种幻想性错觉。患者把实际存在的事物,通过他主观想象的作用,错误地感知为与原事物完全不同的一种形象。如把墙壁上的裂纹,感知为某种美丽的图案。幻想性错觉与一般错觉的主要区别有以下三方面。

（1）在出现错觉的当时就已经意识到原事物是什么,如彩云等。

（2）幻想性错觉的内容,和当时的幻想有密切关系。

（3）可见于健康人,尤其富于幻想的人更易产生,也可见于轻度意识障碍、癔症及精神分裂症。

2.幻觉

幻觉作为一种精神病性症状,在精神分裂症中十分常见。幻觉是一种主观体验,是一种异常现象,患者在感受这种体验时,是没有客观刺激的,这是真性幻觉区别于知觉的唯一的理论上和实践上的标准,从患者的主观体验来说,无法区别真性幻觉与确实的知觉。可以说,真性幻觉是一种病理的表象。这种病理的表象与知觉有相同的体验,以致患者把真性幻觉当成实际知觉来对待。

（1）按感觉器官分类

1）听幻觉

也称为幻听,有原素性幻听与言语性幻听之分。原素性幻听的内容只限于某种声响,如火车鸣声、汽笛声、打雷声、虫鸣声等。言语性幻听是精神病性症状之一,具有诊断精神病的重要价值,因此要善于发现和判别。幻听的内容多种多样,可以是陌生人的声音,也可以是熟悉人的声音。

为了对付幻听,有的患者用棉花团塞住两耳,以阻止声音的骚扰;有的则自言自语,对空漫骂,这样的行为表现对识别幻听存在有重要意义。

命令性幻听、争论性幻听和评论性幻听常见于精神分裂症。命令性幻听时,患者会无条件听从幻听指挥,拒绝服药、拒绝吃饭、殴打他人、自伤自杀等,具有很大危险性。争论性幻听时,患者听到2个或多个不同的说话声在进行争论,争论的内容可以患者为中心,有的声音揭露患者的错误,另一种声音却为他进行辩护。评论性声音则是患者听到的说话声在评论他的为人或行为(不是在争论),幻听的内容可以是漫骂、诽谤、批评、讽刺等,且对患者的行为加以评论。

2)视幻觉

与幻听相比,无论频率、特异性都逊色很多。幻视内容各异,形象可清晰、鲜明和具体,但有时比较模糊。幻视常与其他感官的幻觉一起出现,但幻视出现的时间较短,对患者的行为影响也较幻听为小。对于精神分裂症来说,大量的幻视并不多见,如果存在,需排除是否有酒中毒等其他精神活性物质,以及器质性脑病与其他躯体疾病等。

另外,还有下列两种特殊幻视:①自体幻视,又称自窥症,患者可看到自己的形象,并感到异常恐惧,民间俗称"灵魂出窍"。②域外幻视,患者有一种超出其感觉限度的幻觉,如看到脑后有人或鬼怪、猛兽。上述多见于器质性脑病、癫痫和精神分裂症。

3)嗅幻觉

精神分裂症患者常常嗅到尸臭、腐烂食品、烧焦物品、粪便等奇特的怪味或其他化学药品的气味,故也经常可以见到患者用棉花团塞住鼻孔,以拒绝臭味。有时患者在饭菜里嗅出特殊的气味,患者可能认为饭菜里有毒而拒绝吃饭或喝水,并且形成被毒妄想。如患者坚信他所闻到的气味是坏人故意释放的,从而加强了迫害妄想对患者的影响。

此处应注意一种阵发性腐尸臭或恶劣气味的嗅幻觉,往往见于颞叶癫痫的"钩回发作"。

4)味幻觉

精神分裂症患者尝到食物中有某种特殊的或奇怪的味道,因而拒绝进食,常和嗅幻觉和其他的幻觉及妄想合并出现。

5)触幻觉

临床上常见的有皮肤或皮下蚁爬感,主要见于可卡因成瘾,酒精中毒等患者;个别精神分裂症患者可产生皮肤通电感。此外,性幻觉是一种特殊触幻觉,主要见于精神分裂症。

6)内脏性幻觉

可产生于某一固定的器官或躯体内部。患者能清楚地描述自己的某一内脏在扭转、断裂、穿孔,或有昆虫在胃内游走,可与疑病妄想、虚无妄想在一起出现。主要见精神分裂症。

7)运动性幻觉

常见的运动性幻觉有两种。第一种涉及本体感受器如肌肉、肌腱、关节等运动和位置的幻觉。如一位患者虽确知自己睡在床上,但有一种像坐在轿子里被抬着的颠簸感觉。第二种是言语运动性幻觉,有的患者虽然沉默不语,但患者本人感到自己的唇、舌在运动,在讲话,皆主要见于精神分裂症。

(2)按临床意义分类

可分为非精神病性幻觉与精神病性幻觉两种。

非精神病性幻觉包括以下 4 种情况:①入睡前或全醒前幻觉。②幻想性幻觉,即在沉迷于幻想或白日梦时产生的幻觉,此时能意识到此体验并非真实,乃由于自己主观的想象而产生。③心因性幻觉,是由于强烈的期待、情感等因素而产生的幻觉。④被催眠或暗示后所产生的幻觉。非精神病性幻觉均可见于正常人。

精神病性幻觉是精神病性症状的内容之一,常同时伴有其他精神症状,见于某些精神病,如器质性精神病、精神分裂症等。

严格鉴别以上两者,对于临床诊断有重要意义。

(3)按产生的相关刺激分类

可分为功能性幻觉和反射性幻觉。

功能性幻觉指在出现正常知觉的同时出现同一感官的幻觉,例如当患者听到自来水流出声、汽车鸣声、走路声时,同时出现一种客观上不存在的说话声。这里有两种声音,一种是流水声(正常知觉),另一种是说话声(幻听)。功能性幻觉还有一个特点,即当客观的流水声等停止时,幻觉也不出现。如果两种声音合二为一,即听到的流水声等变成了讲话声,这就成为错觉。需注意与功能性幻觉区别。

反射性幻觉,则是存在某感官刺激时,出现另一感官的幻觉,如听到关门声,就看到有人站在面前的幻视。

(4)幻觉的特征

1)言语性幻听

出现频率高,特异性也比较高。在精神分裂症中,各种幻觉均可见到,但尤以言语性幻听为主。但是对于不同的疾病,幻觉的特征也有些差异。酒中毒患者的幻视具有一定特征性。

2)思维鸣响或思维化声

最具有特异性。患者思考时体验到自己的思想同时变成了言语声,这种言语声清晰可辨。患者体验此种声音来自心灵之中或脑内,称之为思维回响或鸣响。患者的典型体验是自己的思想变成了声音,故又称为思维化声。这种症状是精神分裂症的特征性症状之一。

不论是思维化声、思维鸣响或回响,均不同于读心症。前者是自己的声音,而读心症是感到内心所想之事,或思想由他人的声音表达出来,感到自己的思想如书本一样,被他人"读"出来。患者对此过程无法解释,说不出根据,它们的区别在于这个声音的所属问题。思维化声或思维鸣响或读心症,均可导致继发性被揭露感,而且也可导致或加重关系妄想、被害妄想、物理影响妄想。

3)假性幻觉的特殊意义

假性幻觉有以下特征。患者所感受的幻觉形象,一般说来轮廓不够清晰、不够鲜明和生动,它并不具有真性幻觉的那种客观现实性,幻觉形象又往往是不完整的。这些幻觉之形象并不位于客观空间,而一般只存在患者的心灵内、躯体内或脑内。这种幻觉并非通过患者的感官而获得,而是主观"体验"到的。它与异己体验、解释性妄想一起,组成了康金斯基综合征。

4)性幻觉

性幻觉可以看成一类特殊的触幻觉。有些男性精神分裂症患者诉说有被迫勃起和性交感,并感到精液被人从阴茎中吸走。女性精神分裂症患者诉说被奸污或性交感或与之有关的胎动感,有时她们会感到阴道内一直存在男性生殖器的幻觉。一般说来,性交幻觉提示精神分裂症,有这一类症状的精神分裂症往往疗效欠佳,而且病程复杂,预后不良。与没有该类症状的精神分裂症相比,其衰退的速度也明显加快,社会功能受损也较明显。

(3)幻觉与其他相关精神症状的关系

1)言语性幻听与牵连观念及关系妄想:幻听指听到声音,是一种感知体验;而牵连观念及关系妄想属于思维过程,是一种推理、猜测过程。例如有患者走在路上听到有人议论他时,有下列几种可能:如果他描述别人说的话是"指桑骂槐"或"含沙射影",一般属于牵连观念或关系妄想;如果说别人的说话是"指名道姓"地评价他,可能是幻听。另外,其所称的有人议论,有时也不排除有错听的可能。这些情况在临床实际鉴别中有时较为困难,需仔细地听其描述,并进行细致辨别。

2)思维云集、思维鸣响、假性幻听和读心症:假性幻听是内部的异己声音,是从患者躯体内(或脑内)听到的,但内容不是自己"所想之事"或"我自己的思想"。思维鸣响的特征是:①是内部的自己的声音;②是"听"出来的;③是自己的思想。故与假性幻听有别,也不同于读心症。

在不自主涌现的表现形式中,思维云集(强制性思维)与真性言语性幻听为两极表现形式,介于它们之间的,称为类幻觉,或不完全性幻觉,依序排列是:思维云集→思维鸣响→读心症→假性幻听→真性幻听。此过程存在下列4个方面属性:①从思维云集到真性幻觉过程,从无声到有声;②从声音是自己的,转变为他人的;③声音从内部转到"外部";④声音内容由自己的变成为他人的。

3.感知综合障碍

它是另一类较常见的感知觉障碍。患者在感知某一现实事物时,作为一个客观存在的整体来说,是正确的,但是对这一事物(包括患者躯体本身)的某些个别属性,例如形象、大小、颜色、位置、距离等,在综合为知觉过程中却产生与该事物的实际情况不相符合的感知。感知综合障碍临床上常见的类型有以下几种。

(1)视觉感知综合障碍:又称视物变形症,此时患者感到某个外界事物的形象、大小、颜色及体积等出现改变。例如,一位患者看到他父亲的脸变得很长,眼睛很小,像两粒瓜子那样,鼻子很大,脸色是灰白色的,像死人的颜色那样难看,整个形象变得非常可怕。患者也可看到外界事物外形增大(视物显大症)或变小了(视物显小症),例如可看到家里养的小猫像动物园里的老虎一样大,而他的父亲在他看来却比他七八岁的弟弟身材还要矮小。

(2)空间感知综合障碍:患者感到周围事物的距离发生改变,如事物变得接近或远离。有的患者不能准确地确定周围事物与自己之间的距离,感到有的东西似乎不在它原来的那个位置上。如患者在候车时汽车已驶进站台,但仍觉距离自己很远;患者想把杯子放置在桌子上,但由于桌子实际距离尚远,因而杯子掉落在地上。

(3)周围环境感知综合障碍:患者感到周围的一切似乎都是不活动的,甚至是僵死的,或者相反,感到周围一切都在急速得猛烈地变化着。另外,患者还可觉得周围事物变得似乎是不鲜明的,模糊不清,缺乏真实感,这种现象称为非真实感。患者诉说:"我感到周围的东西似乎都变了,好像隔了一层东西似的!""好像都是假的。"可见于精神分裂症、中毒性或颅脑创伤所致精神障碍等。

(4)对自身躯体的感知综合障碍:又称体像障碍,是指患者感到自己整个躯体或它的个别部分,如四肢的长短、轻重、粗细、形态、颜色等发生了变化。患者感到身体变得很轻,一阵风似乎就能吹到天上去;感到自己身体变得特别高大,好像巨人一样;手臂变得很长,一伸手似乎就到达隔壁院里。有些初期精神分裂症患者不断地照镜子(所谓"窥镜症状"),看到自己的脸形变得非常难看,两只眼不一样大,鼻子和嘴都斜到一边,耳朵大得像猪耳。虽然患者还知道自己的面孔,但模样却产生了改变。如提醒患者用眼睛衡量时,体像障碍可以暂时消失,但不用目测时,体像障碍则重复产生。这些症状可见于精神分裂症、脑肿瘤、癫痫性精神障碍、脑炎等。

二、思维障碍

思维是人脑对客观事物间接和概括的反映,是人类精神活动的重要特征,是认识过程的高级阶段。思维在感觉和知觉的基础上产生,并借助语言和文字来表达。思维包括分析、综合、抽象、概括、判断、推理等过程。思维通过观念与观念、概念与概念的联系,即通过联想和逻辑的过程来实现。

从发展心理学看,人类的思维是从直觉的形象思维,逐步发展到抽象的逻辑思维。这个发展过程通过大脑结构和功能的日益完善,通过不断学习和社会实践完成。目的性、连贯性、逻辑性是正常的人类思维活动的特征。①目的性,指思维是围绕着一定目的,有意识的进行的;②连贯性,指思维过程中的概念之间前后衔接,互相联系;③逻辑性,指思维过程是有一定道理,合乎逻辑的。思维障碍是精神疾病重要的、常见的症状,主要包括思维形式障碍、思维内容障碍(主要指妄想)以及思维属性障碍等。

(一)思维形式障碍

思维形式障碍的表现可以分为 11 种形式。

1.思维奔逸

思维奔逸是指思维的联想速度加快和联想数量的增加,具体表现为患者的思维和谈话都非常快,一个概念接着另一个概念,大量涌现,以至于有时患者来不及表达,或者听者跟不上患者的速度。思维奔逸的患者在说话时语量明显增多,语速变快,滔滔不绝,说个不停。常常伴有随境转移,音连、意连。如问患者姓名时,患者回答:"鄙人姓张,弓长张,名字嘛加上两个 X。今年28 岁,结婚刚满一年零八个月……"病情严重时患者有思维压力感,临床表现思维异乎寻常的快,不但思维量大,丰富多彩,而且速度也非常快,不结合患者的整体表现和内心体验,有时会误认为是思维散漫。思维奔逸是躁狂发作的典型症状,常见于躁狂症,但也见于精神分裂症。

2.思维散漫

思维散漫是指思维的目的性、连贯性和逻辑性障碍。患者认真讲了一段话,每句话可以成立,但是话与话之间没有逻辑联系,以至于别人不能理解其所要说明什么。这种叙述的混乱现象,即使检查者要求患者澄清,通常患者也不能表达清楚。比如患者讲:"天上一只老鹰,飞呀飞。农民工进城,上岗下岗。流行音乐大家唱,小提琴很好听。伊拉克战争又打响了,石油涨价了。"严重的思维散漫称为思维破裂,主要表现为患者的每句话也不成句子,而是表现为语词的堆积,称为语词杂拌。思维散漫主要见于精神分裂症,也见于严重的焦虑和智能降低者。但焦虑患者在镇静时表达清楚,没有思维散漫。低能患者当问题简单时也能回答正确。而精神分裂症患者即使问题简单、平静时也有思维散漫。

3.思维迟缓

思维迟缓是指思维的联想缓慢。它与思维奔逸相反,以思维活动量的显著缓慢,联想困难,思考问题吃力,反应迟钝为特征。患者表现为语量减少,讲话速度缓慢,应答迟钝,常有"脑子变笨的感觉"。当检查者询问患者问题时,需要等上好一会儿才能得到答案,而且常常是内容简单,声音很轻,伴有动作、行为的减少和抑制,情绪低落、兴趣减少等抑郁症状群。思维迟缓是抑郁发作的典型症状,常见于抑郁症,但也见于精神分裂症。

4.思维贫乏

思维贫乏是指思维内容空虚,概念缺乏。患者在回答问题时主要表现内容简单、空洞,患者常常有"脑子空虚感",对一般询问往往无明确应答性反应,或仅仅简单回答"不知道"。如询问患者有什么要求? 回答:"没有要求。"询问患者有什么不适? 回答:"没有。"询问患者今后有什么打算? 回答:"没打算。"患者对检查者的开放性问题常常用关闭式回答。思维贫乏的患者通常伴有情感淡漠,但没有情绪低落,也没有动作、行为的抑制。思维贫乏多见于精神分裂症,也见于抑郁症和脑器质性障碍。

5.思维阻隔

思维阻隔又称思维中断,指患者意识清晰无明显外界干扰下,思维过程在短时间内突然中断,或言语突然停顿。临床表现为检查者与患者交谈时患者思维突然中断,然后开始另一个话题内容。如询问患者为什么生气? 回答:"他们骂我。"突然停顿片刻,又回答:"我家里人来过吗? 说什么?"思维阻隔并不受患者的主观意志支配,有明显的不自主性,主要见于精神分裂症,也可见于正常人疲劳、注意分散时以及神经症患者。精神分裂症的思维阻隔表现为突然的、完全的思维空洞,患者常常称其思维好像被人擦掉了。

6.病理性赘述

病理性赘述是指患者的思维过程中以主题转换带有黏滞性,停留在某些枝节问题上面,抓不住主要环节为特征。患者在叙述一件事时加入许多不必要的细节,无法使所要讲的事或问题简明扼要。如问患者怎么来医院的? 患者回答:"我在人民广场乘 49 路公共汽车,汽车很挤,穿过大厦,再经过中山医院、儿科医院、肿瘤医院,绕过广场后花园才到医院的。"赘述主要见于癫痫,也见于其他精神障碍。

7.病理性象征性思维

病理性象征性思维是指患者用无关的、不被共同理解的具体概念来代表抽象概念,不经患者解释,别人无法理解。它是形象概念与抽象思维之间的混淆,属于思维逻辑性障碍。如患者把衣服脱光,问其原因时回答:"不穿衣服表示我光明磊落,让别人彻底了解我。"病理性象征性思维常见于精神分裂症。

8.语词新作

语词新作是指患者创造一些文字、图形、符号,并赋予特殊的含义。有时患者把无关的词拼凑在一起成为新的词,以代表某种新的含义。如患者把"尖"指为心脏。语词新作主要见于精神分裂症。

9.持续言语

持续言语指患者在回答问题时持续重复第一次问题的答案,尽管提问者已经开始提问第二、第三个问题。如询问患者早饭吃过没有?患者回答:"吃过了。"检查者又问早饭吃什么?患者继续回答:"吃过了。"检查者继续提问昨天晚上睡得怎样?患者还是回答:"吃过了。"持续言语主要见于器质性障碍如痴呆,也见于其他精神障碍。

10.刻板言语

刻板言语是指患者机械地重复某些无意义的词或句子。如患者一遍又一遍讲:"过来吧!过来吧!过来吧!……"刻板言语主要见于精神分裂症。

11.模仿言语

模仿言语是指患者模仿周围人的言语,周围人说什么,患者也重复什么。如医师问患者:"你几岁了?"患者重复:"你几岁了?"医师问:"你昨天睡得怎么样?"患者也重复:"你昨天睡得怎么样?"模仿言语主要见于精神分裂症。

(二)妄想

妄想是一种病理信念,其内容与事实不符,与患者的文化水平及社会背景也不符。但患者坚信不疑,难于通过摆事实、讲道理的方法加于纠正。妄想属于思维内容障碍,妄想是精神病患者最常见的症状之一。妄想是个别的心理现象,而集体的信念有时尽管不合理,也不能归于妄想。妄想的定义中虽然有"坚信不疑",但在妄想的开始形成阶段或消失阶段,患者对妄想不是坚信不疑的。有些患者尽管对妄想坚信不疑,但其行为常常不受妄想的影响,如患者一面坚信自己是伟大人物的亲戚,一面却安安心心地生活在医院中。有时患者的妄想内容虽然符合事实,但其结论并不是通过客观事实逻辑推理,而是通过天下雨等自然现象所得,故仍是妄想。妄想不能根据其内容是否"合乎常情"来定,因为现实生活是复杂的,对检查者来讲不可想象的事并不等于不会发生。

1.社会生活现象与妄想的区别

必须注意有几种社会生活现象不能与妄想等同,如偏见、迷信、幻想和超价观念。

(1)成见和偏见是由人们的思想方法不正确或认识水平的限制造成的。

(2)迷信观念是与当时当地的社会文化背景相联系的。

(3)幻想时的内容可能离奇,但人们能够与现实区分,并不坚信不疑。

(4)超价观念是一种带有强烈情感色彩的先入之见,并在较长时间内占优势地位,不过当情绪稳定或客观环境改变时,超价观念即可消失。

2.分类

妄想按起源可以分为原发性妄想和继发性妄想。

(1)原发性妄想:这是一种无法以患者当前的环境和以往的心境解释,又不是其他异常精神活动的病理信念。如果排除器质性疾病,原发性妄想是精神分裂症的特征性症状。原发性妄想常在下列妄想体验的基础上形成。①妄想心境,患者突然产生一种情绪,感到周围发生了某些与自己有关的情况,导致原发性妄想形成。②妄想表象,患者突然产生一种记忆表象,接着对之赋予一种妄想意义。③突发性妄想观念,妄想的形成既无前因,又无后果,没有推理,无法理解。④妄想知觉,患者对正常知觉体验,赋以妄想性意义。原发性妄想体验的共同特征是对某一心理现象(情绪、记忆表象、知觉)赋以难以理解的特殊的妄想性意义。

(2)继发性妄想:继发性妄想常与下列情况相关。①情感障碍,如抑郁症和躁狂症情绪低落或高涨时产生的自罪妄想、夸大妄想等。②知觉障碍,如听幻觉基础上产生的被害妄想。③意识障碍,如意识模糊与错觉有关的后移性妄想。④智能障碍,如轻度精神发育迟滞、脑器质性障碍因推理、判断、记忆缺损所产生的继发性妄想。⑤性格障碍,如多疑、敏感、主观、固执、高傲的偏执性格容易发生妄想。⑥强烈的精神刺激,如等待审判、亲人的突然死亡所致的心因性妄想。⑦暗示,易于接受暗示或自我暗示的患者,如癔症容易受暗示产生妄想。

3.常见类型

妄想分类目前仍按其内容划分,常见的妄想有以下几种。

(1)被害妄想:被害妄想指患者坚信自身安全受到威胁的妄想。患者感到有人正在对他/她进行迫害,自己正在被人监视、跟踪、窃听、诽谤、诬陷、毒害等。被害妄想往往从怀疑开始,然后出现牵连观念,最后发展为被害妄想。被害妄想常常与幻觉关联,并与关系妄想等同时存在。这是最常见的妄想,见于各类精神病。伴有幻觉的妄想多见于精神分裂症。

(2)关系妄想:关系妄想指患者把周围环境中一些实际与自己无关的现象都认为有关联的妄想。患者感到周围的一事一物均与自己有关,或具有某种特殊意义。前者称为牵连观念,后者称为特殊意义观念。如别人咳嗽或吐痰是别有用心的针对自己,报纸、电视上的内容都在暗示自己。关系妄想较常见,常常与被害妄想同时存在。关系妄想多见于精神分裂症,也见于其他各类精神病。

(3)夸大妄想:夸大妄想指患者自以为是非常人物、出身名门、有特殊才能、有巨大财富等夸大的妄想。夸大妄想多在情绪高涨的背景下发生,其夸大内容与患者的文化水平、所处的环境和经历有关。夸大妄想常见于躁狂症,也见于精神分裂症、器质性精神病如麻痹性痴呆等。

(4)自罪妄想:自罪妄想又称罪恶妄想,指患者毫无根据地将过去的缺点、错误都看成是很大的罪行的妄想。患者认为自己犯了严重的错误和罪行,对不起家人、对不起国家,不可饶恕,应该受到惩罚,自己已不配正常地生活下去。自罪妄想患者常常有请罪和自我惩罚行为,如拒食、自伤,甚至自杀。自罪妄想多见于抑郁症,也可见于精神分裂症。

(5)虚无妄想:虚无妄想指患者认为世界或其本人均已不复存在,内脏没有了,一切都是虚假的妄想。如患者认为"自己的胃和肠子都没有了,吃下去的东西没有拉出来,所以不必再吃了。肚子已经烂掉了,只空壳子了。"虚无妄想又名否定妄想,多见于抑郁症,也见于精神分裂症、老年期精神病。

(6)疑病妄想:疑病妄想指患者深信自己患了某种严重躯体疾病,且是不治之症,反复的医学检查和医师的解释都不能打消患者疑虑的妄想。疑病妄想可以与幻触或躯体疾病为基础,常见的疑病妄想如癌症、艾滋病等。疑病患者常常伴有焦虑和抑郁情绪。疑病妄想常见于抑郁症,尤其中老年抑郁症患者,也见于精神分裂症。

(7)嫉妒妄想:嫉妒妄想指患者坚信自己的爱人对自己不忠有外遇的妄想。患者捕风捉影地认为自己的配偶另有新欢,坚信配偶对自己不忠,因此常跟踪、逼问配偶,以求证实,甚至对配偶或第三者采取攻击行为。嫉妒妄想常见于精神分裂症、偏执性精神病、慢性酒精中毒伴有的性功能减退患者等。嫉妒妄想男性多于女性。夫妇双方条件相差大者、更年期妇女也容易发生嫉妒妄想。

（8）钟情妄想：钟情妄想指患者坚信自己被异性看中所爱的妄想。患者在妄想的支配下,眷恋、追逐对方,即使遭到对方的拒绝、反对,仍毫不动摇,认为这是对方在考验自己,仍纠缠对方。钟情妄想患者所钟情的对象常常是名人,如影星、歌星、大人物等,其实,对方根本不认识他（她）。钟情妄想多见于精神分裂症,女性多见。

（9）影响妄想：影响妄想又称物理影响妄想,指患者坚信自己的精神活动和（或）躯体受到外界某种力量控制或刺激的妄想。患者常常感到自己的躯体正受到外界力量控制,产生种种不舒服的感觉,常见的控制力量与当时的科学发展有关,如电波、特殊仪器等。患者常常显得紧张不安,不能自主。影响妄想也称被控制感,影响妄想是诊断精神分裂症的重要症状。

其他常见的妄想还有非血统妄想、被窃妄想、宗教妄想、着魔妄想等。一般来说,妄想可使患者采取种种行为,如攻击、自伤、反复就诊等。妄想是否付诸行动,取决于患者的人格是否完整。妄想的确定,主要依靠病史和临床检查。有些患者的妄想内容很荒谬,容易识别;但有些患者的妄想较为系统,需要仔细检查、收集资料、核实病史才能搞清。

（三）思维属性障碍

正常的人从不怀疑自己的思想是否属于自己的,还是属于别人的,也不会怀疑自己的思想不讲出来别人是否会知道。但有些精神病患者,尤其是精神分裂症患者会出现此类症状。常见的思维属性障碍有思维插入、思维被窃和思维播散。

1.思维插入

思维插入指患者认为自己大脑中的某些想法不属于自己,而是外界有人通过某种技术或力量放入自己的大脑。思维插入的患者常常有自己在被别人控制和被利用的感觉,常伴有被害妄想。如患者告诉医师："我现在脑子里想的都不是我自己要想的,而是他们的思想放在我脑子里,通过我的嘴巴讲出来的。今后追究责任他们就没有事了。"思维插入见于精神分裂症。

2.思维抽去/思维被窃

思维被窃指患者认为自己的思维没有了,被人用某种技术抽去了、偷走了。临床上思维被窃患者常常有思维中断现象。如患者与医师交谈时突然不讲话了,问其为什么不回答了? 患者称："我不知道,他们突然把我的思想都拿走了,我不知道说什么? 我的思维没有了。"思维被窃见于精神分裂症。

3.思维播散

思维播散指患者的思维被人用特殊的方法传播在外,好似广播已被众人所知。自己的想法即使不讲出来,别人也会知道。当医师询问患者时,患者常常回答："你明明知道了还要问我? 大家都知道了,全世界的人都知道了,你还不知道?"思维播散的患者常常表现紧张不安,不敢出门,伴有情绪低落。思维播散见于精神分裂症。

（四）强迫观念

强迫观念是反复、持续出现的想法、冲动或想象等,尽管明知不对、不必要、不合理,但患者很难克服和摆脱。通常,强迫思维的内容是不愉快的、痛苦的。患者认为这些想法是没有意义的、荒唐的,甚至是不可告人的,因此,患者常常有痛苦感。抵抗是强迫观念的特征,也是与妄想鉴别的要点。强迫观念患者常常伴有焦虑和抑郁情绪。强迫思维的内容各种各样,常见的以下

6种：①怕脏或怕得病；②冲动或攻击行为；③清洁；④怀疑自己得病；⑤性行为的想象或想法；⑥亵渎神灵的想法。

强迫观念按其表现形式可分为以下几种。

1.强迫思维

强迫思维指患者重复、持续地出现一些想法，如怕接触细菌、病毒，怕染上某种疾病或把疾病传给别人，或反复出现某些淫秽或亵渎神灵的想法。

2.强迫性穷思竭虑

强迫性穷思竭虑指患者不停地反复思考，明知这样想是不必要，却一遍又一遍地想个不停。

3.强迫怀疑

强迫怀疑指患者对已做的事不停地怀疑或担忧，如门是否已关，电闸是否已切断。

4.强迫冲动/强迫意向

强迫冲动/强迫意向指患者反复出现某种冲动的欲望，虽然从不付诸具体行动，但使患者感到非常紧张害怕。如攻击别人、采取危险行动或社会不容许的违法行为等。不管冲动欲望如何，患者认识到这是不合理的，并且克制，从不采取行动，这是与妄想鉴别的要点。

5.强迫回忆

强迫回忆指患者对往事、经历反复回忆，明知没有实际意义，但无法摆脱，不断回忆。

三、注意障碍

注意是指个体的精神活动集中地指向于一定对象的过程。注意的指向性表现出人的心理活动具有选择性和保持性特点。注意的集中性使注意的对象鲜明和清晰。注意不是一个独立的心理过程，它是一切心理活动的共同特性，也可以说是所有一切心理过程的一个特殊方面。注意过程与感知觉、记忆、思维和意识等活动密切相关。注意障碍总是和某些心理过程的障碍相联系着。

(一)注意及其特征

1.分类

注意一般可以分为两类：一类是被动注意，又称为不随意注意，它是由外界刺激被动引起的注意，没有自觉的目标，不需任何努力就能实现。它是人类对外界刺激的简单的原始性的反应，例如人们听到尖锐的哨声，就会自然去倾听。被动注意的产生决定于外界刺激的强度，强度愈大，愈易引起被动注意。另一类是主动注意，又称随意注意，为由外界刺激引起的定向反射。主动注意为对既定目标的注意，与个人的思想、情感、兴趣和既往体验有关。人们往往把注意有意识地集中于富有社会意义的重要事物上。例如，我们在听课时，听到别人讲话，即使是有趣的事，由于服从学习的要求，也必须克服外界的影响而主动地强制自己去注意听课，而不注意别人的讲话。

2.临床特征

在临床工作中，以下几个注意的特征是很值得重视的。

(1)注意的广度：是指同一时间内所能清楚把握的对象的数量，这种注意范围的大小，不仅与被知觉对象的特点有关，也往往因活动的性质和个人知识经验的不同而异。

（2）注意的稳定性：指注意长时期地集中于某一客体或某个活动。人的感受性不能长时期地保持固定的状态，而是在间歇地加强和减弱，这是注意的起伏现象。为了保持稳定的注意，不要长时间进行单调的活动，应该使所进行的活动多样化，如果它们交替地进行，并且不断出现新内容，提出新问题，那就可以保持稳定的注意。

（3）注意的紧张性：在紧张注意的情况下，一个人会完全沉浸于他所注意的对象，而注意不到周围所发生的其他事情。越是紧张地加强注意，注意的范围就越小。长时间的、高度紧张的注意，会引起疲劳，注意就会趋向分散。

（4）注意的分配与转移：在同时进行两种或几种活动时，把注意指向不同的对象，叫做注意的分配。注意的转移是根据新的任务，主动地把注意从一个对象转移到另一个对象上。其转移的快慢和难易，往往取决于原来注意的紧张度，以及引起注意转移的新事物或新活动的性质。注意的分配和转移，往往是紧密联系的。当注意转移的时候，其分配也必然发生变化。

（二）注意障碍

在大脑器质性损害时，注意障碍是最常见的本质损害。精神分裂症、情感性精神障碍等也有明显的注意障碍。临床上注意障碍大致可分为三方面：①注意程度方面的障碍，包括注意增强、注意减退；②注意稳定性方面的障碍，包括注意转移、注意涣散、注意固定；③注意力集中性方面的障碍，包括注意狭窄、注意缓慢。

1.注意增强

即主动注意增强。在某些精神病状态下，患者特别易于注意某种事物。注意增强有两种：一种是注意指向外在的某些事物，例如，具有妄想观念的患者，对环境保持高度的警惕，过分地注意别人的一举一动，认为是针对自己的。另一种是指向患者本身的某些生理活动，如神经症患者的疑病观念，这些患者常过分注意自身的健康状况或那些使他忧愁的病态思维内容，其他任何事件都不易转移他们的注意力。

由此可以看出，注意的增强，可加强或促进精神症状的发展。因此，注意增强在临床上具有一定重要的意义。多见于神经症、偏执型精神分裂症、更年期抑郁症等。

2.注意减退

即主动及被动注意的兴奋性减弱或称为注意的松懈（注意迟钝），患者的注意难于在较长时间内集中于某一事物，同一时间内所能掌握的客体的范围显著地缩小，注意的稳定性也显著下降。由于注意力不易集中，影响患者的记忆，可出现记忆的减退。这在疲劳状态、神经衰弱、脑器质性精神障碍及意识障碍时较为多见。主动注意和被动注意的明显减弱并不都一致。有的患者如精神分裂症患者主动注意明显减弱，但被动注意仍很好地保存，如周围所发生的事件很容易引起患者注意而成为他们的妄想内容。

3.注意转移

主要表现为主动注意不能持久。注意稳定性降低，很容易受外界环境的影响而不断转换注意对象。例如，处于兴奋状态的躁狂症患者，注意力易受周围环境中别的新现象所吸引而转移（随境转移），以致不断改变话题和活动内容，而这种注意力又不能持久，外界的偶然变动又会将患者注意力吸引到另一方面去。急性躁狂时，患者言语的不连贯性主要由于注意的对象不断转换，思维联想太快所致，要和破裂性思维相区别。

4.注意涣散

主动注意明显减弱,即注意力不集中。患者不能把注意力集中于某一事物并保持相当长的时间,以致注意很容易分散,即使看了很长时间的书,结果仍不知所云,就像没读过一样。多见于神经衰弱、精神分裂症和儿童多动与注意缺陷障碍。

5.注意固定

注意固定是指患者的注意稳定性特别增强,可见于健康人和精神患者。例如,某些发明家和思想家,固定注意于一定的观念,牢固的观念控制了他们的整个意识,特别是这种思考与相当强烈的情绪反应有联系时。精神患者如抑郁状态以及具有顽固的妄想观念的患者,将注意总是固定于这些妄想观念上。患昆虫恐怖症的患者整日提心吊胆地注意观察其所处环境中是否有所恐怖的昆虫,且观察极为敏锐。有强迫观念的患者,也存在此种状态,患者觉察到这种注意的集中以及固定性而无法转移,故称之为强制性注意。

6.注意狭窄

注意狭窄是指患者的注意范围显著缩小,主动注意减弱。当患者注意力集中于某一事物时,而其他一般易于唤起注意的事物并不引起患者的注意。见于激情状态、专注状态或有意识障碍、智能障碍患者。例如,一患者一次与同事发生冲突后患病,同事们用担架护送来院,途中休息,置患者所卧担架于路旁一土坑附近,且用小刀为患者削苹果皮。患者一路高呼"救命",称要"活埋"和用刀"捅死他"。病愈后仅能回忆上述两事,而其余情况一概无印象。

7.注意缓慢

注意缓慢是指患者注意兴奋性的集中困难和缓慢,但是注意的稳定性障碍较小,患者对回答第一个问题完全正确,但对他接连不停地提出第二、第三个问题时,他的回答就显得缓慢。主要是由于注意的兴奋性缓慢和联想过程的缓慢。多见于抑郁症。

(三)注意障碍的鉴别

1.注意增强与注意固定的鉴别

注意增强系指在妄想支配下,患者专注与妄想有关的各种现象。注意固定虽亦系注意增强,但其所关注的现象在一般时间内比较单一固定。

2.注意涣散、注意转移与注意减退的鉴别

注意涣散主要损及随意注意,难以集中,更无法稳定,同时系指没有客观因素的干扰而杂乱飘移、失控。注意转移则系不随意注意显著增强,即使平日不致引起人们注意的刺激,此时患者也予以注意和反应,注意的频频转移总是有因的,在无新的刺激出现的一段时间内,患者对所关注的对象是能比较集中和稳定的。注意减退主要障碍为功能削弱,很易疲劳,主动注意、被动注意大致同步受损,不过主动注意受损更重,但对自身躯体感受和体验的随意注意却有所增强。

四、记忆障碍

(一)记忆

记忆是贮藏在脑内的信息或经历再现的过程,包括识记、保存、回忆、再认四个过程;根据记忆时间的长短分为即刻记忆(又名瞬时记忆)、短期记忆、近事记忆和远事记忆。

1.记忆的过程

(1)识记:识记是记忆过程的开始,指事物通过感知在大脑中留下痕迹的过程。识记好坏取决于意识水平和注意是否集中,当人们在精神疲乏、缺乏兴趣、注意力不集中、意识障碍时可以影响识记。

(2)保存:指把识记了的事物储存在脑内,使信息储存免于消失的过程。保存发生障碍时患者不能建立新的记忆,不能进行学习,遗忘范围与日俱增。

(3)回忆:指在必需的时候将保存在脑内的痕迹重现出来的过程。如果识记和保存过程都是正常的,那么回忆过程一般很少会发生障碍。

(4)再认:指验证复现的映象是否正确的过程,即原刺激物再现时能认识它是过去已感知过的事物。回忆困难的事物可以被再认。部分或完全失去回忆和再认能力,称为遗忘。

2.记忆的形式

(1)即刻记忆:指对发生在几秒钟到1~2分钟内的经历的记忆。

(2)短期记忆:指对发生在几分钟到1小时内的经历的记忆。

(3)近事记忆:指对发生在24~48小时的经历的记忆。

(4)远事记忆:指24~48小时以前的经历的记忆。

3.记忆内容

(1)感知形象的记忆:即看到或接触到的物体是怎样的。

(2)语词概念的记忆:即记起学习过的语词和概念是什么意思。

(3)情绪的记忆:即记起某种事件当时情绪的联系。

(4)一定的记忆:即记起某个动作或操作应该怎样执行。

记忆的神经生理基础涉及皮质的感觉联络区、颞叶、丘脑和整个大脑皮质。研究发现边缘系统与记忆密切相关,提出"海马→穹隆→乳头体→乳头视丘束→视丘前核→扣带回→海马"的记忆回路。近事记忆与远事记忆是由两个系统负责的,记忆回路主要与我们的近事记忆有关,而远事记忆与皮质和皮质下支配记忆活动的神经元有关。当各种刺激进入大脑后会产生两种反应:一是激活已贮藏的记忆,产生与当时情境相应的反应;二是构成新的痕迹联系,建立新的记忆储存起来。

(二)记忆障碍

记忆障碍在临床上表现为遗忘和记忆错误两大类。

1.遗忘

遗忘指患者部分或完全不能再现以往的经历。临床上分为心因性遗忘和器质性遗忘两类。

(1)心因性遗忘:又名界限性遗忘,指患者同以往经历的某一特定时期(阶段)有关的记忆丧失。通常这一时期(阶段)发生的事件与不愉快的或强烈的恐惧、愤怒、羞辱情景有关,具有高度选择性。心因性遗忘多见于癔症。

(2)器质性遗忘:指患者由于脑部疾病引起的记忆缺失。通常近事遗忘比远事遗忘重。造成器质性遗忘的原因可以是意识障碍造成的识记过程困难,也可以是不能形成持久痕迹的保存过程困难,或是记忆回路受损,或三个过程都受到损害。

临床上常见的器质性遗忘有逆行性遗忘、顺行性遗忘、近事遗忘和远事遗忘、遗忘综合征。

1)逆行性遗忘:指患者不能回忆脑损伤以前一段时间的经历。多见于脑外伤、脑震荡、急性意识障碍。遗忘持续的时间长短与脑外伤的严重程度成正比。

2)顺行性遗忘:指患者对发病后一段时间内发生的事情不能回忆。遗忘是因疾病不能形成持久的痕迹所致。常见于急性器质性脑病,如高热谵妄、癫痫性朦胧、醉酒、脑外伤、脑炎、蛛网膜下腔出血等。

3)近事遗忘和远事遗忘:患者对新近发生的事情不能回忆再现称为近事遗忘,对过去发生的事情不能回忆再现称为远事遗忘。正常的规律近事较易回忆,远事则不易回忆。脑器质性疾病所引起的记忆遗忘,常是近事遗忘甚于远事遗忘,成为记忆退行规律。

4)遗忘综合征:又名科尔萨科夫综合征,指患者同时有定向障碍、虚构和近事遗忘三大特点。下丘脑尤其是乳头体附近的病变产生此综合征。常见于慢性弥漫性脑病患者,如阿尔茨海默病、麻痹性痴呆、慢性酒精中毒性精神障碍、脑外伤、脑肿瘤等。

2.记忆错误

记忆错误指患者由于再现歪曲而引起的记忆障碍。常见的记忆错误有错构、虚构、似曾相识或旧事如新感、妄想性记忆、妄想性追溯及记忆增强。

(1)错构:指患者对过去曾经历的事件在发生地点、时间、情节上出现错误回忆,但患者仍坚信不疑。错构多见于脑部器质性疾病、抑郁症等。

(2)虚构:指患者对自己记忆的缺失部分,以虚构一套事情来填补,其内容常生动、多变,并带有荒诞的色彩,但患者常瞬间即忘。这是器质性脑部疾病的特征之一,与病理性谎言不同,后者没有记忆缺陷。

(3)似曾相识或旧事如新感:似曾相识指患者感受从未经历过的事物或进入一个陌生的环境时,有一种早已经历过的熟悉感。旧事如新感指感受早已熟悉的事物或环境时,有一种初次见面的陌生感。这些都是回忆和再认的障碍,常见于癫痫,也见于正常人,但正常人很快会纠正自己的错误。

(4)妄想性回忆:指患者将过去(产生妄想以前)的经历与当前的妄想联系起来,剔除了回忆中与妄想内容相抵触的部分,夸大了回忆中与妄想内容可以联系的部分。妄想性回忆常见于有妄想的患者,如被害妄想的患者回忆起自己在孩子时期就受到某人的迫害,其实他的妄想是最近才发生的。自罪妄想的患者认为过去某段经历是错误的、有罪的等。妄想性回忆与错构、虚构不同,在不涉及妄想内容时,患者没有明显的记忆障碍。

(5)记忆增强:指患者出现病态的记忆增强,患者对过去很远的、极为琐小的事情都能回忆,常包括许多细节。记忆增强多见于躁狂症、强迫症、偏执性精神病等。

五、智能障碍

智能主要是认识过程(感知、记忆、思维过程)方面所表现的心理特征,是智慧与能力的合称。在精神医学界,一般应用"智力"来替代智能。智力受先天因素与后天环境影响,应用心理学评估方法可以粗略地测量一个人的智力,用智商(IQ)来表示。一般认为,智商在低于70分为智力障碍,70~85分为边缘智力,85分以上为正常。超过130分的人不到1%。

智能障碍可分为先天性的精神发育不全与后天性的继发性痴呆两大类。精神发育不全又称智能发育不全,事实上不仅是智能而是各种心理功能均发育不全,所以称为精神发育不全更为恰当。在这类疾病中,随着年龄的成长,智能在一定限度内有所改善。根据智能发育情况,可以划分为重度、中度与轻度精神发育不全。

后天性痴呆是在智能一度获得充分发展之后,由于疾病的损害而造成退化的现象。原来会说话的现在不会说了,原来学得的许多知识技能,现在都丧失了,智能有显著下降,这叫做继发性痴呆。出生后早年的大脑疾病,一方面使大脑的继续发育受阻,另一方面原已获得部分发育的智能也有退化,此种情况一般仍列入继发性痴呆。先天性精神发育不全无疑都有器质性的病因,许多是遗传染色体与代谢障碍所致。

后天性痴呆一般系指器质性痴呆,智能出现了不可逆的损害,但除此以外,还有假性痴呆。器质性痴呆根据严重程度可以划分为轻、中、重三度。

(一)轻度器质性痴呆

智能损害甚轻,无临床可见的症状,仅通过智能检查的心理测验方法,才能发现在注意、记忆、抽象问题的理解和推理能力等方面,与患者本人以往情况对照,确有轻度的损害。患者自己或熟悉患者的亲友可能只觉得患者脑力比以前差一些,工作效率减退,稍有性格上的变化,动作缓慢、易忘、易激惹或对人冷淡等。

(二)中度器质性痴呆

在家庭、职业与社会生活中都表现明显的病理征象。

(1)注意力难于集中、记忆力差、定向障碍,进而说话、读、写、画、计数的能力都出现障碍。

(2)理解、判断、推理的能力出现障碍,学习困难,可出现虚构与非系统性妄想。

(3)情绪改变,可表现为心境欣快、焦虑或抑郁。

(三)重度器质性痴呆

不能进行交谈,无法作智能检查测验,对周围不关心,行为紊乱,不清洁甚至大小便失禁,自语,唠叨,重复语言,记忆力很差,定向障碍,情感失禁,情感淡漠,有时出现兴奋状态。

(四)假性痴呆

假性痴呆是一种功能性的、可逆的、暂时的类痴呆状态,是大脑功能普遍处于抑制状态的表现,见于催眠状态、木僵状态、反应状态与癔症分离性障碍之中,表现为记忆力、计算力、理解力、判断力与操作功能等各方面的智能障碍,严重程度则可相差甚远,以致不能做出最简单的定向,同时又保留很复杂的行为规范,如不知简单加减算法却能下跳棋。其中最具特色的有两种。

(1)童样痴呆:全部模拟幼儿行为,咿呀学语,吸吮手指,见人都叫叔叔、阿姨,进食、大小便要人照料。

(2)甘瑟(Ganser)综合征:以近似回答为核心症状,可伴有定向障碍,意识蒙眬与幻觉。

六、定向障碍

定向力是指对时间、地点、周围人物及自身状况的认识能力。其中对时间、地点和人物的认识称作环境定向,对自身状况的认识称作自我定向。时间定向包括对当时所处时间、白天或晚上、上午或下午的认识,以及年、季、月、周、日数的认识;地点定向或空间定向是指对所处地点的认识,包括所处地在哪一个楼层,哪一条街道与城市;人物定向是指辨认周围环境中人物的身份及其与患者的关系;自我定向包括对自己姓名、性别、年龄、职业等状况的认识。

对环境和自身状况的认识能力丧失或认识错误即称为定向障碍,可以是定向力的某一方面的障碍,也可以是多方面同时异常。

(一)时间定向障碍

患者对较短片段的时间不能做出正确的判断,如分不清白天还是黑夜,是上午还是下午,以及当前所处的具体时间,这主要见于意识障碍时。患者也可表现为对较长时间单位不能正确认识,如分不清年、月、日和季节,这主要见于记忆障碍以及某些精神分裂症患者。

(二)空间定向障碍

患者表现为不能正确辨认自己与周围环境之间的空间关系,如说不清门窗的方向、搞不清哪张床位是自己睡的、找不到走出房间的出口、不知自己是身处何地,这种现象常见于意识障碍时。如患者出门后找不到回家的路,因而经常迷失方向,或从自己的房间走出来后就找不到自己的房间和床位,这主要由于严重记忆障碍的患者伴有定向障碍。

(三)人物定向障碍

患者不认识周围熟悉的人,如不认识自己的兄弟、姐妹、父母以及看病的医师,不知道他们叫什么名字,搞不清他们与自己的关系,常见于意识障碍时;不认识以前的熟人,或者看似面熟而搞不清具体是何人,记不起他们的名字,张冠李戴,是继发于记忆障碍的定向障碍。

七、情感障碍

当人们在感知事物时,不论是来自躯体内部的感觉,还是对外部世界的感知,必然会伴随着相应的态度和外部表现,如喜、怒、哀、乐等体验和表情,总称为情感活动,它是人类对客观事物的主观态度。

情感和情绪都是指个体对客观事物态度的体验,从广义上讲二者相互包容,在日常用语中,情感、情绪互相通用。情绪是指与个体生物需要相联系的体验形式,即个体受到生活环境中的刺激时生物需要是否得到满足而产生的态度和体验,持续时间较短,其稳定性带有情境性,伴有明显的生理功能变化和外部表现。

情绪发生较早,为人类和动物所共有。情感体验是与人的高级社会性需要相联系的,如友谊感、道德感等。情感发生较晚,为人类所特有,情感具有倾向性、稳定性、深刻性和效能性。大脑皮质在人类情绪和情感活动中起主导作用。丘脑、下丘脑、边缘系统和网状结构起着特定的重要作用。情绪和情感活动与人的认识、行为活动及社会交往均有着密切的联系。情感也能影响人们的思维和行为,不仅在自主神经、内分泌等功能活动上,如面色苍白、出汗、心率加速等表现出来,而且也在面部表情、姿势和音调中反映出来。因此,正常人的认识、情感和意志行为等精神活动是统一的、协调的。

心境是一种较微弱而持续的情感状态,为一段时间内个体精神活动的基本背景。情感障碍必定涉及情绪和心境方面。

在精神疾病中,情感障碍主要表现为3种形式,即情感性质的改变、情感稳定性的改变和情感协调性的改变。

（一）情感性质障碍

1.情感高涨

情感活动显著增强,表现为不同程度的病态喜悦,有与环境不相符的过分的愉快、欢乐。讲话时眉飞色舞,喜笑颜开,语音高昂,表情丰富、生动,自负、自信或引人发笑,常带有明显的夸大色彩。患者常有良好自身感觉,感觉无比舒畅和幸福,这种乐观情绪具有很强的感染力,能为一般人所理解,易引起周围人的共鸣。多见于躁狂状态。

2.欣快症

患者有自得其乐、不易被人理解幸福喜悦的内心体验,面带笑容地表现为轻松、愉快,但因智能障碍的影响,面部表情常给人以呆傻、愚蠢的感觉,自己也说不清高兴的原因,表现的内容也比较单调刻板,因而难以引起正常人的共鸣。多见于脑器质性精神障碍或醉酒状态。

3.情感低落

这是负性情感增强的表现,与情感高涨恰恰相反。表现为情绪低落、忧心忡忡、唉声叹气、愁眉不展,重则忧郁沮丧、悲观绝望,感到自己一无是处,以致兴趣索然,有度日如年、生不如死之感,外界一切都不能引起他的兴趣,常自责自罪,甚至出现自杀观念和自杀企图。多见于抑郁状态,是抑郁症的主要临床症状。

4.焦虑

焦虑是担心发生威胁自身安全和其他不良后果的心境。在缺乏明显客观因素或充分依据的情况下,对其本身健康或其他问题感到忧虑不安、紧张恐惧、顾虑重重、搓手顿足、坐立不安、唉声叹气,如大祸之将临,惶惶不可终日,即使多方劝解也无效,常伴有自主神经功能紊乱和疑病观念。多见于焦虑症、恐惧症及抑郁症。

5.恐惧

恐惧是人们面临不利的危险处境时出现的情绪反应,表现为惊慌害怕,提心吊胆,往往伴有显著的焦虑和自主神经功能紊乱症状,如心悸、气急、出汗、四肢发抖,甚至大小便失禁等。

病理性恐惧是一种以过分和不合理的惧怕外界客体或处境而引起的上述情绪表现,可发生于错觉、幻觉的影响下,出现惊恐障碍、惊叫和逃避等行为,在神经症患者中,患者明知没有必要但仍不能防止恐惧发作,对特定事物的恐惧是恐惧症的主要症状。恐惧亦可见于儿童情绪障碍和其他精神障碍。

（二）情感稳定性障碍

1.易激惹

这是一种强烈的但持续较短的情感障碍。患者一遇到刺激或不愉快的情况,即使极轻微,也容易产生强烈的情感反应。患者极易生气、激动、愤怒,甚至大发雷霆,与人争吵不已,多转瞬即逝。多见于躁狂状态、癫痫所致精神障碍及癔症等。

2.情感脆弱

在轻微的外界刺激甚至无明显外因的影响下,患者的情绪容易引起波动,反应也迅速,常因无关紧要的事件而伤心流泪或兴奋激动,无法克制。多见于脑动脉硬化所致的精神障碍、癔症。

3.病理性激情

病理性激情是一种突然发作、非常强烈而又短暂的精神障碍。常伴有意识障碍,可产生冲动行为,以致伤人毁物,患者难以控制,事后可能遗忘。多见于癫痫、较严重的颅脑外伤及精神分裂症。

(三)情感协调性障碍

1.情感淡漠

情感淡漠为情感活动减退的表现。患者对外界任何刺激缺乏相应的情感反应。对能引起正常人极大悲伤或高度愉快的事情,如生离死别无动于衷,对周围发生的事情漠不关心,表情冷淡呆板,说话声调平淡,内心体验极为贫乏或缺如,与周围环境失去情感上的联系。常见于精神分裂症和脑器质性精神障碍。

2.情感倒错

患者的情感反应与当时外界刺激及患者的思想内容不相协调。如谈到别人对他迫害时面带笑容,表现为愉快的表情,听到高兴的消息反而表现为伤感。多见于精神分裂症。

八、意志和动作行为障碍

意志是推动人们采取各种行动以达到某种预定目标的心理过程。意志强弱常决定于情感,强烈的追求才会使人坚持采取某些行动。行动是指较简单的运动(如点头、挥手),行为则是指一系列动作的有机组合。动作行为障碍又可称为精神运动性障碍。

意志和动作行为障碍通常有以下表现。

(一)意志增强

在病态或妄想的支配下,患者可以坚持某种行为,表现极大的顽固性。例如有迫害妄想的患者四处控告,有嫉妒妄想的患者对其配偶坚持跟踪,有疑病妄想的患者到处求医,等。

(二)意志减弱

常与情感淡漠或情绪低落有关,患者缺乏主动性及进取性,即使开始做某事也不能坚持到底。严重的意志减弱称为意志缺乏,表现处处被动,即使本人的基本生活要求也要别人督促。意志减弱常见于抑郁症及慢性精神分裂症。

(三)精神运动性兴奋

精神运动性兴奋是指动作和行为增加,可分为协调性和不协调性两类。

1.协调性兴奋

这种动作和行为增加与其思想感情是协调的,身体各部分的动作也是协调的,例如情绪激动时的兴奋、轻躁狂时的兴奋都是典型的协调性兴奋。焦虑激动时的兴奋也是协调性的,此时患者表现极度的坐立不安、搓手顿足,做任何工作往往刚开始就坚持不下去。轻度的销魂状态时,可以用非常富于感情(有时也富有感染力)的语气和动作来叙述一件事情,也属于协调性兴奋。精神分裂症患者在幻觉妄想影响下,有时也可出现这种兴奋状态。

2.不协调性兴奋

主要是思想感情与其动作行为不协调,例如紧张型精神分裂症的紧张性兴奋,青春型精神分裂症的愚蠢淘气的行为和装怪相、做鬼脸等。谵妄时也可出现明显的不协调性兴奋。

(四)精神运动性阻滞

精神运动性阻滞是指动作和行为减少,可分为以下几类。

1.木僵

患者动作行为减少,并经常保持某种固定姿势。严重的木僵称僵住,患者不言、不动、不食、面部表情固定,大小便潴留,对刺激缺乏反应,如不给予治疗,可维持很长时间。轻度的木僵称为亚木僵状态,表现为问之不答,唤之不动,表情呆滞,但姿势较自然,在无人时能自动进食,能自动解大小便。

严重的木僵常见于精神分裂症,称为紧张性木僵。严重抑郁症时亦可能出现木僵状态,但一般程度较轻,此时如在患者身旁讲述其身世,有时可引起其表情变化(如流泪等)。突然的严重的精神刺激可引起心因性木僵,一般维持时间很短,事后对木僵期的情况不能回忆。脑部,特别是第三脑室及丘脑的病变也可以产生一种木僵状态(无动性缄默症),患者睁着眼,好像是意识清晰的,对疼痛刺激略有反应,但不能合作,事后对病中的情况也完全不能记忆。精神分裂症患者有时在木僵解除后能够回忆病中发生的事情,有时则不能回忆,或只能叙述一些令人不解的片段体验,或者归结为"做了一个噩梦"。严重的木僵症状现已少见。

2.蜡样屈曲

常在精神分裂症木僵的基础上出现,患者静卧或呆立不动,但身体各部位都可以听人摆布,即使把它摆成一个很不舒服的位置也可以维持较长的时间才慢慢恢复,就像蜡人一样,因此称为蜡样屈曲。患者躺在床上将其枕头抽去,他的头仍可悬空维持一段时间,这种现象称为空气枕头症。蜡样屈曲被认为是一种被动服从现象。

3.违拗症

违拗症也常在精神分裂症木僵的基础上出现,患者对于要求他做的动作不但不执行,而且表现相反的行动,例如要他立,他偏要坐,要他张口,他偏闭口,这种情况称为主动违拗。如果患者只拒绝执行嘱咐而不表现相反的行动,称为被动违拗。

(五)本能行为异常

人类的本能可归纳为保存生命的本能和保存种族的本能两大类。具体的表现为躲避危险、饮食、睡眠、性的本能等。本能行为异常主要有以下几种。

1.自杀

常见的自杀原因有以下几种。

(1)受到外界强大压力。

(2)一时感情冲动。

(3)为了达到某种目的,扬言自杀,弄假成真。

(4)各种精神病引起,以抑郁症为多见。

在我国,因精神分裂症而自杀者亦不少见,自杀的形式以跳楼、投河、自缢、服毒、自刎等较为常见。在精神病院住院患者中,因不易采取上述常见方法,有时会采取某些少见,甚至是不可思议的方法。自伤也可看作本能行为的障碍,多见于精神发育迟缓和精神分裂症。可将有自杀行动而未成功者称为自杀企图,只有自杀想法而无行动者称为自杀观念或消极观念。

2.饮食障碍

(1)食欲减退:有许多躯体疾病可以产生食欲不振的症状。在精神疾病中,因抑郁症引起的食欲减退最多见;另有一种特殊类型的食欲减退,称为神经性厌食。

（2）食欲亢进：在精神患者中，因本能意向增强的食欲亢进亦较常见。

（3）拒食：精神患者因猜疑（怕中毒）、命令性幻听及木僵等症状而引起的拒食亦不少见。

（4）异食症：指嗜食普通人不吃或不常吃的东西，如污泥、沙土、石灰等。钩虫病患者的异食癖，是由于体内缺乏铁之故，如给以驱虫和铁剂治疗，很快就可以消除其异食症状。有些痴呆患者因丧失判断能力而乱吃东西，则不属于异食症范围。

3.睡眠障碍

睡眠是一种周期性生理现象，连续数十小时的不眠首先可引起各种精神症状，进一步可引起躯体衰弱，因而睡眠是维持生命的重要功能之一。临床上常见的睡眠障碍如下。

（1）失眠：入睡困难、多梦、易醒、早醒等统称失眠。在环境允许睡眠的情况下通宵失眠者很少见。失眠是临床上最常见的症状之一，它可由多种原因引起，但大多是神经症的表现，有时患者虽然睡着过，但却缺乏曾睡过的感觉，因而可以引起严重的焦虑，这种情况被称为"主观性失眠"或"失睡眠感"。

（2）嗜睡：嗜睡常由衰弱引起。另有一种发作性睡病，发作时不管环境如何，不可抗拒地进入睡眠状态，但时间短，易叫醒。发作性睡病患者亦易于出现猝倒症，即突然眼睛闭上，肌肉松弛倒下，有时反射亦可减弱或消失，甚至出现阳性的巴宾斯基征，但意识不丧失，此点与睡眠不同，且常由于强烈情绪因素引起。

（3）睡眠麻痹：表现与猝倒症相似，但常在睡后将苏醒时出现，患者感到不能动也不能发出声音，十分焦虑，但稍加刺激即可使这种麻痹消失。

（4）周期性嗜睡贪食综合征：表现为发作性的沉睡和贪食，发作一般持续数天，患者醒了就吃，食量很大，吃了又睡，所以发作一次之后，体重常有明显增加。多见于男性青少年。

（5）睡行症（旧称梦游症）：患者于夜间睡过一阵后起床活动，行动较呆板，意识恍惚，问之不答或含糊答应，走动一阵后又睡，次日不能回忆。多见于儿童及癔症患者。

4.性功能障碍

性功能是保存种族的本能，性功能障碍可由各种原因引起，如性器官或脊髓的器质性疾病、病态人格、各种精神疾病等。临床上表现为性欲亢进、性欲减退、性欲倒错等。男子的阳痿、早泄多由精神因素所引起。性欲倒错有多种形式，其中较常见的为恋物癖、露阴癖、施虐癖等。年轻人偶然的手淫，是一种生理现象，不属于性欲倒错。

（六）某些特殊症状

1.刻板言行

刻板言行即不断地、无目的地重复某些简单的言语或动作，可以自发产生，也可以因提示而引出。刻板言语或动作，表面上看似乎无甚意义，但如仔细分析，有时也可发现它是某些有目的行为的残余。刻板言语或动作常见于紧张型精神分裂症。

2.持续言行

指患者对一个有目的而且已完成了的言语或动作进行无意义的重复，例如问患者的年龄，患者答："55岁。"又问他职业，但仍答"55岁"，直至反复多次后才回答职业。持续言语或动作主要见于器质性精神病，有人认为这是脑内转换功能障碍所致。

3.模仿言语和模仿动作

指患者模仿别人的简单的言语或动作,是一种毫无意义的模仿,除了模仿检查者(例如医师)外,也可模仿其他患者,也可模仿自己听不懂的言语(例如外语)的单词或短句。模仿言语或动作多见于器质性精神病,亦可见于紧张型精神分裂症。有人认为儿童模仿别人说话是一种条件反射,随着儿童的发育或成长,此种反射逐渐被抑制,因而模仿言语可能是在病理状态下此种抑制被解除的结果。

4.作态

指用一种不常用的表情、姿势或动作来表达某一有目的的行为,例如以某种特殊的姿态来握手,写某种特殊的字体,梳某种特殊的发型,用词特殊,表情夸张,行为与其处境不相称。作态可见于精神分裂症和器质性精神病,亦可见于若干非精神患者,如故意做出某种态度或表情。

5.强迫动作

指患者明知不必要却又难以克制而要去重复的动作,如果不去重复,就要产生严重的焦虑不安。常见的表现形式有强迫性洗手,强迫性地检查门是否锁好等。强迫动作常由强迫观念引起,最常见于强迫性神经症,亦可见于精神分裂症的某一阶段。

九、意识障碍

从精神医学方面说,"意识"一词是指对周围环境与自我的正确与清晰的认识,并做出适当的反应。因此意识障碍可分为周围意识障碍和自我意识障碍两类。

一般临床讲的意识障碍,往往是狭义的,主要指周围意识障碍而言,而对自我意识障碍较少提及,后者主要是从精神病理学角度来探讨患者症状的性质、含义及心理变化特征。

(一)周围意识障碍

其主要特征是定向障碍,表现为对时间、地点、人物的定向与认识能力的减退或消失。另外,还可伴有其他心理功能受损。①记忆力受损,意识障碍越严重,其记忆功能受损或遗忘则越严重。②对外界感知能力受损,往往可导致错觉。③主动注意力受损,严重时(如昏睡状态)可完全丧失。④反应迟钝。⑤思维功能减弱。⑥自知力也受到影响、缺损或丧失。

周围意识障碍主要分为意识水平下降、意识内容改变和意识范围狭窄三个方面,然后再分为若干意识障碍类型。临床实践中对实际病例辨别时困难较大,主要原因有下列几个方面。

1.忽略轻度意识障碍

轻度意识障碍时仅表现意识恍惚、反应迟钝、注意力不集中、目光呆滞等,通常可见器质性疾病初起或不很严重时(如脑炎),或者出现在精神药物治疗过程中(如锂中毒、药物剂量增撤过快时),如果观察不细致,就会失去早期治疗机会。过分强调定向力状态的意义是造成漏诊的最常见原因。无疑定向力的完整状态是判别意识清晰的重要标志,但不是唯一的,需结合总体情况的观察。定向力的检查也要讲究方法,有的患者简单问其时间、地点、人物,可勉强答对,但如果让其进行对时间的较复杂推算,可能就显得漏洞百出。

2.片面根据"遗忘"来判断意识障碍的存在

意识障碍发作后可以存在遗忘,但患者诉说有遗忘不一定就是意识障碍存在的可靠依据,颅脑外伤者轻度意识障碍也可能并未对过程完全丧失记忆。

3.误判为智能障碍

轻度意识障碍的临床表现有时类似于智能障碍,尤其在老年患者更需注意,两者性质不同,治疗方案也不同。

(二)自我意识障碍

1.自我自主(能动性)意识

指能意识到自己的精神活动是受本人的支配与控制的,即清晰地知道自己在想什么、喜欢什么、想干什么。所有这一切精神活动都是在自己的愿望、要求、控制与支配下进行的,并且意识到这种活动是我的而不是别人的。

2.自我存在意识

指对自己的存在有一个现实的、切实无误的体验,而不是恍惚、虚而不实的。

3.自我界限意识

指能意识到我与非我的界限,能分辨在体内与体外的界限。

4.自我个体意识

指在同一时间内能意识到自己是单一的个体,或者说,能意识到此时此刻自己是一个单一的又是一个独立的人。

5.自我(连续)同一性意识

指对自己的过去、现在与将来能意识到是同一个人,而并非能变化成其他人物或东西。

自我意识障碍时,临床上可表现为下列精神症状。

(1)人格解体综合征:指患者感到自己的身体发生了特殊变化,变得不真实了,甚至不存在了,有的患者同时还感到周围世界变得不真实了,甚至不存在了,称为"现实解体"或非现实感,皆属于自我存在意识障碍,可见于人格解体性神经症、癔症、精神分裂症,以及癫痫症、器质性精神障碍等。

(2)双重或多重人格:主要见于癔症。此外,附体综合征,可视为双重人格的一种变型。精神分裂症的"人格分裂""分身妄想"(认为有"化身为二"的特殊法力妄想)皆属于自我个体意识障碍。

(3)变形妄想:常见于精神分裂症,患者否认原来的自身,认为自己已变化成丑陋的怪物、野兽(变兽妄想),甚至无生物,即属于自我同一性意识障碍。

(4)"天人合一"妄想和假性幻觉等:常见于精神分裂症,感到自己与宇宙合为一体,不能把自我与非我区分开来。假性幻觉不能认识声音只能从耳朵听到,而将"脑内"或"腹内"发出的声音,认为是听到的,不能区别体内(我)与体外(非我)。此外,被洞悉感、思维扩散或广播等,皆属于自我界限意识障碍。

(5)被动体验:常见于精神分裂症,如被控制感,强制性思维,以及被强加的思维、情感、意志、行为等被动体验,皆属于自我自主性意识障碍。

十、自知力

自知力是精神疾病患者对自己精神状态的判定能力。自知力的评定仅限于能够认识自己有精神疾病,能够认识自己的心理和行为中哪些部分是异常的表现,不要求患者对病因有认识,更不要求有符合医师观点的认识。与神经学中由于大脑病变引起的疾病感缺失属于不同的概念。

检查自知力时要打消患者顾虑,要注意到肯定或否定有精神疾病对患者是否造成精神压力,要注意观察患者在回答问题时是否对承认患精神疾病有顾虑等。

精神病出现之初,病理症状违反以往生活经历的常识,患者往往知其为谬误,或半信半疑,因而保持部分自知力。随着病情的波动,中间也可有短暂的一段时间表现良好的自知力,但不久又丧失了。到疾病出现缓解时,多数的精神病患者,自知力的恢复是完全的。但在精神分裂症中,往往症状先开始消失,而自知力并未恢复,徘徊于近愈水平。患者若不愿和盘托出全部异常表现,而回忆症状中有情感激动而不是嘲笑它的态度,拒绝回忆、讳言以往,或理论上对症状批判了,行动中仍有所表现,都是自知力恢复不充分的表现。

第五节　精神疾病的分类

精神障碍的分类是将纷繁复杂的精神现象,根据拟定的标准加以分门归类。制定精神障碍分类与诊断标准,是精神病学领域取得的重大进展之一。它不仅促进了学派间的相互沟通,改善了诊断不一致的问题,有利于临床实践;而且在探讨各种精神障碍的病理生理机制、心理因素对各种躯体疾病的影响以及新药研制、临床评估和合理用药等方面,也都发挥着重要作用。

一、精神障碍分类概述

（一）精神障碍分类的目的

疾病分类学的目的是把种类繁多的不同疾病按各自的特点和从属关系,划分为类、种、型,并归成系统。这可加深对疾病之间关系的认识,并可作为进一步探讨各个疾病的基础,为诊断、鉴别诊断、治疗及临床研究提供参照依据。

（二）精神障碍分类的意义

20 世纪中叶以前,精神障碍没有国际公认的分类,各国所采用的诊断体系不一,名词繁多而易混淆,研究无法相互比较,学术成果难以交流。在精神障碍中,诊断标准与分类学原则的制定,对整个学科的发展,具有划时代的重大意义,使各国之间与一国各地之间,各种学术观点流派之间有了相互交流的共同语言。用描述性的或纪实的方法将临床表现与病程基本相同的病例集为一类,将临床表现与病程显著不同的病例划分为不同的类别,有利于制订不同的治疗方案,有助于预测不同的疗效和预后,探索不同的病因。采用统一的诊断标准与分类方案,有助于教学方案与教学计划的趋同,有助于科研资料收集的一致性与科研结果及发现的可比性。

（三）精神障碍分类的原则

分类就是按某种规则将事物纳入一种类目系统的方法。疾病分类的依据有多种,对疾病按病因、病理改变进行诊断和分类,是医学各科所遵循的基本原则。但在精神医学实践工作中,只有 10% 左右的精神障碍病例的病因、病理改变比较明确,而 90% 左右的病例则病因不明。因此,精神障碍的诊断和分类无法全部贯彻病因病理学分类的原则。

1.病因、病理学分类原则

病因、病理学分类与诊断是根据疾病的病因和(或)病理改变建立诊断。同一病因可有不同的症状,如酒精所致精神障碍,此种分类有利于病因治疗。在精神障碍中,散发性病毒性脑炎所致精神障碍、多发性梗死性痴呆、慢性酒精中毒性幻觉症、苯丙酮尿症、XYY综合征可以认为是病因学(包括遗传染色体与生化代谢障碍)命名与分类的。应激反应、适应性障碍、心理生理障碍也是按病因或病理生理学原则分类的。

2.症状学分类原则

症状学分类是根据共同症状或综合征建立诊断,症状或综合征发生改变时,临床诊断会作相应改变。同一症状或综合征可有不同病因,病因不同但症状相似时,可得出相同诊断,此种分类有利于对症治疗。

大部分精神障碍虽然可能存在遗传病因和神经生理、神经生化等病理生理改变,但至今仍然没有确切的病因,只能按临床表现的主要症状或症状群的不同进行分类,例如精神分裂症、偏执性精神病、双相障碍、抑郁障碍、注意缺陷综合征、特殊技能发育障碍等,都是以主要症状或症状群进行命名与分类的。同一种以症状命名的疾病,可以是生物性的(以生化改变为基础),也可以是心因性或反应性的,或者是药源性的,还有器质性的(如脑动脉硬化)或物质依赖所致的。这种诊断只能反映疾病当时的状态,若主要症状改变,也可能导致诊断的改变。临床表现符合两种或多种疾病的诊断标准时,可以同时给予多个精神障碍的诊断。

二、常用的精神障碍分类系统

(一)ICD-10系统

ICD是世界卫生组织编写的《疾病及有关保健问题的国际分类》(*International Statistical Classfication of Diseases and Related Health Problems*)英文书名的缩写,简称国际分类。1948年WHO在巴黎举行第6届国际疾病和死亡原因分类会议,由WHO颁布了《国际疾病分类第6版(ICD-6)》,首次包括精神障碍分类。1992年出版的第10版,简称《ICD-10》,分别出版了《ICD-10临床描述与诊断要点版本》《ICD-10研究用版本》《ICD-10基层精神卫生标准版本》并编制了与它们配套的复合性国际检查交谈量表(CIDI),神经精神病学临床评定量表(SCAN)和精神病学词汇。应用精神障碍的分类、诊断标准和量表可有利于临床、教学、科研和管理,是精神病学历史上的分类和诊断方面的重大进展。《ICD-10》包括各科疾病,精神障碍是其中的第5章,在全书中该章内容最为详细。《ICD-10》各章躯体疾病都称为"疾病",只有第5章精神疾病称为"障碍"。《ICD-10》在国际上有非常广泛的影响,被许多国家及地区政府卫生部门认可为标准疾病分类系统。

《ICD-10》主要分类如下:

F00-F09　器质性(包括症状性)精神障碍

F10-F19　使用精神活性物质所致的精神及行为障碍

F20-F29　精神分裂症、分裂型及妄想性障碍

F30-F39　心境(情感性)障碍

F40-F49　神经症性、应激性及躯体形式障碍

F50-F59　伴有生理障碍及躯体因素的行为综合征

F60-F69　成人的人格与行为障碍

F70-F79　精神发育迟缓

F80-F89　心理发育障碍

F90-F98　通常发生于儿童及少年期的行为及精神障碍

F99　　　待分类的精神障碍

（二）ICD-11 精神、行为及神经发育障碍分类主要变化

2019 年 5 月 25 日举行的第 72 届世界卫生大会审议通过了第 11 次修订版本（ICD-11），并决定从 2022 年 1 月 1 日开始在全球范围内投入使用。与 ICD-10 相比，ICD-11 中"精神、行为及神经发育障碍"在疾病分类方面有较大变化。下面就 ICD-11 该部分分类主要变化进行介绍，以增进临床工作者的理解。

1.ICD-11 精神、行为及神经发育障碍的整体变化

ICD-11 关注疾病的分类，而非疾病的全面评估和治疗。ICD-11 与 ICD-10 相比，该部分拆分 13 类疾病，整合与重组 3 类疾病，新增 3 类疾病，删除 2 节疾病。

ICD-11 尝试按照发育观点对诊断分组进行排序，其 21 种疾病分别是：神经发育障碍，精神分裂症与其他原发性精神病性障碍，紧张症，心境障碍，焦虑及恐惧相关障碍，强迫及相关障碍，应激相关障碍，分离障碍，喂食及进食障碍，排泄障碍，躯体痛苦和躯体体验障碍，药物使用和成瘾行为所致障碍，冲动控制障碍，破坏性行为和反社会障碍，人格障碍及相关人格特质，性欲倒错障碍，做作障碍，神经认知障碍，未在他处归类的妊娠、分娩及产褥期伴发精神及行为障碍，在他处归类的心理或行为因素影响的障碍或疾病，与归类于他处疾病相关的继发性精神和行为综合征。

2.主要疾病诊断标准的变化

（1）精神分裂症与其他原发性精神病性障碍。ICD-11 最显著的变化是取消 ICD-10 关于精神分裂症传统亚型的划分，除了"分裂型障碍"，ICD-11 分别用阳性症状、阴性症状、抑郁症状、躁狂症状、精神运动症状和认知症状来描述当前症状模式，每个症状限定领域采用 4 个等级（无、轻、中、重）进行评级，还有一个额外的选项表示根据已有信息无法评级。病程限定分为纵向和横向 2 种，纵向病程包括首次发作、多次发作、持续发作；横向病程包括发作、部分缓解、完全缓解。ICD-11 将疾病病程小于 1 个月的患者诊断为"其他特定的原发性精神障碍"。ICD-11 取消 ICD-10 中对于"急性短暂性精神病性障碍"亚型进一步划分，在描述定义时，其特征是突然发作的阳性精神症状，其性质和强度在短时间内波动迅速，持续时间不超过 3 个月，与 ICD-10 中的"多形性"对应。将"妄想性障碍"的 3 种类型合并为 1 种疾病，定义强调患者不存在精神分裂症的其他特征性症状（例如持续性的幻觉、认知功能障碍等），但可能存在与妄想相一致的幻觉，并要求病程达到 3 个月或以上。

（2）紧张症。ICD-10 中，"紧张症"既是精神分裂症的一种亚型，即"紧张性精神分裂症"，也是紧张性精神障碍之一。但临床观察发现，紧张症是一种综合征，可能与各种精神障碍有关，所以 ICD-11 将其作为一个单独诊断条目列于其中。其诊断需满足下列 3 个条件之一：①与另一

种精神障碍相关;②由精神活性物质诱发;③继发性紧张症(由医学情况发生)。

(3)心境障碍。ICD-11取消"心境发作"这一诊断类别,取消"持续性心境障碍"诊断,将"恶劣心境"归入抑郁障碍,将"环性心境障碍"归入双相障碍。在诊断"抑郁障碍"时,病情严重程度评估由原来的注重症状数量和功能更改为更加注重功能,例如伴精神病性症状可以诊断为中度。在ICD-11的诊断标准中,"抑郁障碍"核心症状去除ICD-10要求的"导致疲乏和活动减少的精力减退";在其他症状方面,所列条目增加,症状范围更广,至少需要所列10种症状中的5种,而ICD-10需要所列9种症状中的5种。"心境恶劣障碍"强调慢性(>2年)、阈下的抑郁症状。如果在心境恶劣的背景下,症状数量及严重程度满足抑郁发作的诊断阈值,则应同时诊断心境恶劣和抑郁障碍。需要特别指出的是,"混合性抑郁和焦虑障碍"首次出现在该章节中,主要表现是焦虑与抑郁症状持续几天,但不足2周,分开考虑任何一组症状群的严重程度和(或)持续时间均不足以符合相应的诊断,否则应分别诊断。

"双相障碍"分为双相Ⅰ型、双相Ⅱ型和环性心境障碍。ICD-11对双相障碍Ⅰ和Ⅱ型的"目前发作"做了明确描述,躁狂发作的核心症状增加"与情绪一致的精力或活动增加",以便更好地描述情绪波动。对"轻躁狂"的定义强调不能伴有精神病性症状,轻躁狂发作被认为是没有明显功能损害情况下,躁狂发作的一种减弱形式。对双相障碍的附加限制条件加以描述,例如伴显著焦虑症状、伴忧郁特征等。ICD-11强调"混合发作"可以是每天或1天之内同时并存躁狂和抑郁症候群或快速转换,而"快速循环型"更强调>1天。"环性心境障碍"指的是至少2年病程中的大多数时间内,出现大量心境不稳定期而均不满足双相Ⅰ型和双相Ⅱ型的全部定义要求,如果在疾病发展过程中出现符合双相Ⅰ型或双相Ⅱ型诊断标准时期,则需更改相应诊断。

(4)焦虑及恐惧相关障碍。这是以焦虑和恐惧为主要临床特征的一组疾病。ICD-11取消ICD-10"恐怖性焦虑障碍""其他焦虑障碍""混合性焦虑和抑郁障碍"诊断,取消ICD-10对"广泛性焦虑障碍"的等级诊断原则,强调其可与其他精神与行为障碍共病,例如"广泛性焦虑障碍"可以与"恐怖症"和"强迫症"一起诊断,这体现了焦虑症状作为临床常见症状的重要性。ICD-11中"惊恐障碍"定义为"反复的惊恐发作,这种发作不局限于特定的刺激或场所""伴/不伴惊恐发作"可用于其他焦虑症的诊断。"特定恐惧症"的概念除增加"除外主动回避"之外,其他定义基本不变。ICD-11"分离性焦虑障碍"和"选择性缄默症"由ICD-10"通常起病于童年与少年期的行为与情绪障碍"中的"童年离别焦虑障碍"而来,但是在ICD-11中特别描述了成年人的"分离性焦虑障碍",焦虑的重点在于伴侣和孩子。

(5)强迫及相关障碍。ICD-11将"强迫行为"重新定义为"反复的行为(如反复清洁、反复检查)或精神活动(如反复默念词语)",将精神活动纳入其中,这有助于增加精神量表的可靠性,以及实施认知行为治疗。ICD-11提到除了焦虑以外的其他情绪,例如厌恶、羞耻等,这体现ICD-11更加适用于临床。ICD-11删除ICD-10中强迫性障碍的亚型,因为临床上强迫思维与强迫动作常常并存。"Tourette综合征",由于其与强迫症存在高共患病率,有相似的遗传学基础,故ICD-11中将其交叉列于其中。更值得注意的是ICD-11取消不能同时诊断强迫症和抑郁症的限制,这体现了当前临床中两种疾病的共患率较高且均具有治疗需求。

(6)应激相关障碍ICD-11。该部分删除"急性应激反应",将"急性应激反应"归类于"列出原因的非疾病或非障碍性临床状况"。2012年DSM-5引入"延长哀伤反应",认为是需要研究的疾病，ICD-11 则将其定义为明确的疾病。"复合性创伤后应激障碍"来自 ICD-10 中"灾难性经历后持久的人格改变"，将其纳入 ICD-11 是因为其预后比"创伤后应激障碍"更差。ICD-11 对"创伤后应激障碍"核心症状定义更加明确，强调"再体验"不仅仅是回想起创伤事件，更是当下能体验到创伤事件发生时的感受，"刻意回避"的定义也更具体，指出个体可能会为了避免接触创伤相关提示而搬离现在环境。关于起病时间，ICD-11 强调发生在暴露于创伤事件或情景后，没有强调 6 个月内；关于病程，ICD-11 未强调具体病程，只说至少持续几周；关于社会功能，ICD-11 将社会功能受损列为诊断要素之一。

（7）躯体痛苦和躯体体验障碍。这是 ICD-11 的一个新类别，包括两种疾病，分别是"躯体痛苦障碍"和"躯体完整性焦虑"。对该疾病做出诊断，需要患者符合一定的心理标准，如过度痛苦的想法和行为，而不是像 ICD-10 只根据"临床症状缺乏特征性医学解释"来诊断"躯体形式障碍"，这样解决了 ICD-10 定义该疾病缺乏心理严重程度的问题。按照严重程度分为轻、中、重度躯体痛苦障碍，涉及各个系统。"躯体完整性焦虑"则是一个新引入的诊断。

（8）物质使用和成瘾行为所致障碍。ICD-11 中诊断标准简化，将 ICD-10 中诊断物质成瘾的 6 条核心症状简化为 3 条，并且指出，若在过去 1 年反复发作或是过去 1 月持续发作核心症状中 2 条即可诊断物质成瘾。将 ICD-10 中"有害使用"更改为"有害使用模式"，区分"发作性"或"持续性"有害使用，提出"单次有害使用"，以便早期干预。引入"危险使用"，归类为"健康状况和卫生服务影响因素"章节，旨在提供早期干预的信号，尤其在初级保健中。细化 ICD-10 成瘾物质分类，包括镇静催眠药、咖啡因、尼古丁、氯胺酮、苯环利定、合成大麻、合成卡西酮等，以反映目前"物质使用"种类的广泛性。增加"行为成瘾所致障碍"，包括"赌博障碍"和"游戏障碍"，进一步划分以线上为主和以线下为主。

（9）人格障碍及相关人格特质。ICD-11 诊断标准发生改变，根据严重程度，分为轻、中、重度。纳入 5 种人格特质，即强迫型、分离型、社交紊乱型、解离型、负性情绪型。ICD-11 提出"人格失调"这个阈下诊断，更适合未成年人，因为 ICD-10 及之前的标准从未对年龄进行限制，未成年人本身就处于人格发展阶段，若给未成年人诊断"人格障碍"可能会对其造成不良影响。

（10）神经发育障碍。考虑到 ICD-10 的"智力发育迟缓"是一个落后又带有污蔑性的术语，并且该术语不能充分表现疾病的病因，ICD-11 重新将其命名为"神经发育障碍"。智力功能和适应行为功能按 3 个年龄组（幼儿、儿童和成年期）和 4 个严重程度（轻度、中度、重度、极重度）划分不同等级。ICD-11 精神、行为及神经发育障碍的完整度很高，在结构体系上更为优化，以临床实用性为首要目标，改善国际适用性，为国际卫生事业指明方向。在诊断单元上充分考虑疾病特征的同质性，有助于临床精神科医务人员准确识别患者，做出正确的诊疗计划。

第二章　脑器质性精神障碍

第一节　阿尔茨海默病

阿尔茨海默病(AD)为老年人最常见(70%)的痴呆原因。属于一组原因未明的原发性脑变性病变,起病缓慢隐匿,以逐渐加重的痴呆为主要临床症状,病情发展虽可停顿一时,但不可逆转。病理改变主要为皮层弥漫性脑萎缩,神经元大量减少,并可见老年斑、神经元纤维缠结、颗粒性空泡小体等病变,胆碱乙酰化酶及乙酰胆碱含量减少。病理检查对明确诊断和排除其他精神障碍有重要意义。

随着预期寿命延长,老年人口比例增加,痴呆患者亦相应增多,痴呆患者对社会家庭都会带来负担,已成为公共卫生的重大问题。因此,老年精神卫生服务是迫切需要加强的问题。

一、神经病理学与神经生化学

(1)大脑皮质萎缩。大脑皮质各区出现萎缩,以前额叶、颞叶及顶叶受累最多,特别是海马结构,主要是大脑质量减轻。

(2)神经元改变。神经元数量减少或丧失,皮质神经元脂褐质聚集,星形细胞增生。随着神经元丧失伴有大量的神经原纤维缠结(NFT)、老年斑(SP)或神经炎性斑(NP),这是AD的特征性病理改变。这些病理改变多见于萎缩皮质,以颞顶区最明显。

(3)突触变性和消失。阿尔茨海默病中,突触变性出现较早,但只有在弥散性SP形成后,突触变性才变得明显,前突触终端密度减低最高可达45%,而突触脱失可能与患者认知障碍有关。

(4)神经元存在颗粒性空泡变性。该变化是由胞质内成簇的空泡组成,内含颗粒,见于海马的锥体细胞。在正常老年人的海马也可以看到颗粒空泡变性,但程度很轻。

(5)胆碱能功能记忆和认知功能与胆碱能系统有关。AD患者胆碱能系统受损部位主要在海马、杏仁核、蓝斑和中缝核。

二、病因及危险因素

阿尔茨海默病的病因至今未明。因此对疾病的危险因素研究及控制十分重要。近年来,流行病学、临床及基础实验室研究对危险因素提出了不少假说。

（一）遗传学

家系研究显示 AD 与一级和二级亲属的痴呆家族史有关。分子遗传学技术的发展为 AD 的病因学研究提供了广阔的前景。目前已知的与 AD 有关的遗传学位点至少有 4 个：早发型 AD 基因分别位于 21 号染色体、14 号染色体和 1 号染色体，相应的可能致病基因为 APP、S182 和 STM-2 基因。迟发型 AD 基因位于 19 号染色体，可能的致病基因为载脂蛋白 E（ApoE）基因。3 个常见的 ApoE 等位基因是 E-2、E-3 和 E-4。其中以 E-3 最常见。研究发现 ApoE-4 增加了阿尔茨海默病发病的危险性，并与发病年龄提前有一定关系。

（二）社会心理因素

患者病前性格孤僻，兴趣狭窄，重大不良生活事件与 AD 的发病相关。有研究发现晚发 AD 的相关危险因素是营养不良、噪声；早发 AD 相关的危险因素是精神崩溃和躯体活动过少。

三、临床表现

AD 起病潜隐，病情发展缓慢，无明确的起病期，病程呈进行性发展。发病多在 65 岁以后，少数患者发生在中年或更年期，这类早发的病例病程较晚发的进展为快。

由于病情发展缓慢，疾病早期出现记忆障碍，容易误认为是老年人的健忘而不求医，只有当躯体疾病或突发精神症状才去就医。本病的主要的症状如下。

（1）记忆障碍：记忆障碍是 AD 的早期突出症状或核心症状。其特点是近事遗忘先出现，记不住新近发生的事，对原有工作不能胜任。主要累及短时记忆、记忆保存和学习新知识困难。不能完成新的任务，表现为忘性大、好忘事、丢三落四，严重时刚说的话或做过的事情转眼就忘记。记不住熟人的姓名、电话号码，反复说同样的话或问同样的问题。东西常放错或丢失，需要别人提醒或自备“备忘录”。随着病情的进展，出现远记忆障碍，记不清自己经历，记不清亲人的姓名及成员间关系和称呼，出门迷路，不知方向而走失，定向力障碍日益明显。随着记忆障碍加重，可出现虚构症状。早期有的患者对于自己的目前状况有一定的自知之明，知道自己记性不如以前。有的力图掩饰或试图弥补自己的记忆缺陷，有的则持否定态度或归咎于他人。

（2）视空间和定向障碍：视空间和定向障碍是 AD 的早期症状之一。如常在熟悉的环境或家中迷失方向，找不到厕所在哪里，走错卧室、外出找不到回家的路。画图测试不能精确临摹简单的立体图。时间定向差，不知道今天是何年、何月、何日，甚至深更半夜起床要上街购物。

（3）言语障碍：患者的言语障碍呈现特定模式，首先出现语义学障碍，表现为找词困难、用词不当或张冠李戴。讲话絮叨，病理性赘述。可以出现阅读和书写困难，进而出现命名困难（能认识物体或能正确使用，但不能确切命名）。最初仅限于少数物品，以后扩展到普通常见的物体命名。言语障碍进一步发展为语法错误、错用词类、语句颠倒，最终音素也受到破坏而胡乱发音、不知所云，或缄默不语。

（4）失认和失用：失认是指感觉功能正常，但不能认识或鉴别物体，如不能识别物体、地点和面容（不认识镜中自己像）。失用是指理解和运动功能正常，但不能执行运动，表现为不能正确完成系列动作，不能按照指令执行可以自发完成的动作，如不会穿衣，把裤子套在头上，不会系鞋带，系裤带，用嘴嚼筷子等。

（5）智力障碍：全面地智力减退，包括理解、推理、判断、抽象、概括和计算等认知功能。表现为思维迟钝缓慢,不能进行抽象逻辑思维,不能区分事物的异同,不能进行分析归纳,思维缺乏逻辑性等。

(6)人格改变:额叶、颞叶受累的患者常有明显的人格改变,或是既往人格特点的发展,或向另一极端偏离。患者变得孤僻,不主动交往,自私,行为、身份与原来的素质与修养不相符合,如与孩子争吃东西,把烟灰抖在别人头发里,把印章盖在别人脸上,在门前大小便,不知羞耻。常收集破烂,包裹数层加以收藏。情绪变得容易波动,易激惹,有时欣快,无故打骂人,与病前判若两人。

(7)进食、睡眠和行为障碍:患者常食欲减退,约半数患者出现正常睡眠节律的紊乱或颠倒,白天卧床,晚上则到处活动,干扰他人。动作刻板重复、愚蠢笨拙,或回避交往,表现得退缩、古怪、纠缠他人。

(8)错认和幻觉:可出现错认,把照片或镜子中的人错认为真人而与之对话,少数患者出现听幻觉,并与之对话。有的患者出现幻视,多出现在傍晚,应警惕幻视可能是与痴呆重叠的谵妄的症状表现。

(9)妄想:妄想多为非系统的偷窃、被害、贫穷和嫉妒内容,也可以出现持续的系统性妄想,认为居室不是自己的家,家人策划抛弃他(她),往往会造成家庭和护理困难。

(10)情绪障碍:情感淡漠是早期常见的症状,部分患者可出现短暂的抑郁心境,还可出现欣快、焦虑和易激惹。

(11)灾难反应:患者主观意识到自己智力缺损,却极力否认,在应激的状况下产生继发性的激越,如掩饰记忆力减退,患者用改变话题、开玩笑等方式转移对方注意力。一旦被识破或对患者的生活模式加以干预,如强迫患者如厕或更衣,患者就不能忍受而诱发"灾难"性反应,即突然而强烈的言语或人身攻击发作。该反应的中止和发作往往都很突然。

(12)神经系统症状:多见于晚期患者,如下颌反射、强握反射、口面部不自主动作,如吸吮、噘嘴等。晚期患者可见吞咽困难、厌食及明显体重下降。

四、病程和预后

(一)病程

本病为慢性进行性病程,总病程一般为 2~12 年,大致可以分为 3 期。

1.第一期(早期)

早期以近记忆障碍、学习新知识有困难、判断力下降、视空间和时间定向障碍、情感障碍、多疑、缺乏主动性为主要表现,患者生活自理或部分自理。一般持续 1~3 年。

2.第二期(中期)

中期病情继续发展,远近记忆力均出现明显障碍,智能和人格改变日益明显,皮质高级功能受损,如失语、失用、失认,也可出现幻觉和妄想。神经系统可有肌张力增高等锥体外系症状,患者生活部分自理或完全自理。

3.第三期(晚期)

晚期呈明显痴呆状态,生活完全不能自理。有明显的肌强直、震颤和强握、摸索和吸吮反射、大小便失禁,可出现癫痫样发作。多因感染、恶病质而死亡,总的病程 5~10 年。

（二）预后

总体预后不良，部分患者病程进展较快，最终常因营养不良、肺炎等并发症或衰竭而死亡。

五、诊断和鉴别诊断

（一）诊断

由于 AD 的病因未明，临床诊断仍以病史和症状为主。首先是要符合痴呆的标准，可通过简易精神状况检查（MMSE）或长谷川智力测定量表快速检查，以助检测是否存在痴呆。确诊的金标准是病理诊断（包括活检和尸检）。

诊断可根据以下几点：①老年期或老年前期发生进行性的认知障碍；②以记忆尤其是近记忆障碍、学习新知识能力下降为首发症状，继而出现智力减退、定向障碍和人格改变；③体检和神经系统检查未发现肿瘤、外伤和脑血管病的证据；④血液、脑脊液、EEG 及脑影像学检查未发现特殊的病因；⑤无物质依赖或其他精神障碍史。

阿尔茨海默病是一种病因未明的原发性退行性大脑疾病，具有特征性神经病理和神经化学改变，它常常潜隐起病，在几年的时间内缓慢而稳固地发展，这段时间可短至 2～3 年，但偶尔也可持续相当长的时间。起病可在成年中期或更早（老年前期起病的阿尔茨海默病），但老年期的发病率更高（老年期起病的阿尔茨海默病）。在 65～70 岁之前起病的病例往往有类似痴呆的家族史、疾病的进展较快和明显颞叶和顶叶损害的特征，包括失语和失用。起病较晚病例的疾病进展较慢，以较广泛的高级皮质功能损害为特征。唐氏综合征患者极易患阿尔茨海默病。

脑中有特征性变化：神经元的数量显著减少（尤其在海马、无名质、蓝斑、颞顶叶和前额叶）；神经元纤维缠结造成的成对螺旋丝；（嗜银性）神经炎斑（其成分大多为淀粉，进展显著，尽管也存在不含淀粉的斑块）以及颗粒空泡体。人们还发现了神经化学改变，包括乙酰胆碱及其他神经递质和调质的胆碱乙酰基转移酶明显减少。

临床类型按 ICD-11 可分为：①阿尔茨海默病老年期痴呆（Ⅰ型），此型起病在 65 岁以后，常在 70 岁左右起病，病情缓慢加重。②阿尔茨海默病老年前期痴呆（Ⅱ型），起病在 65 岁以前，病情发展与衰退较快，具有多种皮质高级功能的明显障碍。家族史阳性可作为佐证，但并非诊断的必要条件。③阿尔茨海默病，非典型或混合型。

按起病年龄及疾病特点可分为：①早发性阿尔茨海默病性痴呆，起病年龄在 65 岁以前，病情恶化较快，伴有明显的多种高级皮层功能障碍，常早期出现失语、失写、失读和失用等症状。阿尔茨海默病家族史有助于诊断，但不是诊断的必要条件。②晚发性阿尔茨海默病性痴呆，起病年龄为 65 岁或 65 岁以后，75 岁以上或更晚进展缓慢，通常记忆损害为其主要特点。③非典型或混合型阿尔茨海默病性痴呆，既不符合早发性阿尔茨海默病性痴呆也不符合晚发性阿尔茨海默病性痴呆的描述和诊断要点。混合型阿尔茨海默病性痴呆和血管性痴呆也包括在此。④未特定阿尔茨海默病性痴呆。

（二）鉴别诊断

（1）老年人良性健忘症：即年龄相关的记忆障碍，是一种正常的或生理性的非进行性的大脑衰老表现。记忆减退主要是记忆再现过程困难，不能自如地从记忆库中提取已经储存的信息，如记不住人名、地点等，但经过提醒可以回忆起来，人格保持完整，日常生活及社会功能亦完整无损,行为正常,自知力好。而 AD 的记忆障碍主要是识记、存储困难,即学习新知识困难,不能储存和保存记忆。

(2)抑郁性假性痴呆:患者先出现抑郁症状,经过一段时间后才出现精神衰退,有明显的起病时间,病前可找到诱发性精神因素或生活事件,患者常关注其智能障碍,强调其认知功能缺陷,情绪忧郁或焦虑不安,经过抗抑郁治疗,情绪好转,智力障碍亦好转及恢复。

(3)谵妄:谵妄又称为急性脑病综合征,因通常可在痴呆的基础上发生,慢性谵妄又可加重或演变成痴呆,因此,两者鉴别十分困难。谵妄的主要特点是突然起病,持续时间短,表现有注意力不集中,思维不连贯,昼轻夜重的特点,如白天瞌睡,夜间症状加重,躁动不安等。可由躯体疾病引起,脑电图异常可作为辅助诊断依据。

(4)各种已知原因的痴呆:指脑部疾患或全身性疾病所致的痴呆,如脑血管性痴呆、大脑占位性病变、正常压力脑积水、神经性梅毒、甲状腺功能减退、维生素 B 缺乏等,通过病史、实验室检查及放射学检查可予鉴别。其中常见的是脑血管性痴呆,其鉴别点有卒中史,痴呆发生在卒中之后,认知功能损害不平衡,起病突然,病程呈阶梯式发展,人格相对保持完整,局灶神经系统体征明显,CT 检查有梗死灶或出血灶。

六、治疗与预防

(一)治疗

1.治疗原则

(1)目前大部分本病患者无法根治,但治疗能延缓病情进展,使精神障碍获得改善,减轻心理社会性不良后果以及减少伴发疾病的患病率及病死率。

(2)提倡早期发现、早期治疗,应用恰当的药物、心理治疗、心理社会康复等。

(3)由于该病的慢性进行性病程,因此要采用长期的全程综合性治疗和护理。

(4)努力取得患者及其家属的配合,增强执行治疗计划的依从性。

2.对症治疗

主要针对痴呆伴发的各种精神症状。

(1)抗焦虑药物:如有焦虑、激越、失眠症状,可考虑应用短效苯二氮䓬类药,以劳拉西泮、奥沙西泮、阿普唑仑最常用,其他可选择丁螺环酮等药。剂量应小且不宜长期应用。应注意过度镇静、嗜睡、言语不清、共济失调和步态不稳等毒副作用。有时候会出现矛盾反应,加剧焦虑和激越。并要注意识别导致或加剧患者焦虑和失眠的因素,如感染、尿潴留等,应详细检查患者的躯体状况,并及时处理。

(2)抗抑郁药:有 20%～50% 的 AD 患者可出现抑郁症状。首先要予以心理社会支持,改善其生活环境,必要时应用抗抑郁药。三环类抗抑郁药会导致直立性低血压、谵妄、口干、便秘、加剧青光眼和排尿困难,因此一般不选用。可选择毒副作用少的五羟色胺再摄取抑制药(氟伏沙明、喜普妙、舍曲林、帕罗西汀、氟西汀)和其他新型抗抑郁药,如文拉法辛、米氮平等。

(3)抗精神病药:有助于控制患者的行为紊乱、激越、攻击性和幻觉妄想等。考虑选用毒副作用小的新型抗精神病药,如利培酮、奥氮平、喹硫平等,一般用量较小。传统抗精神病药物如氯丙嗪易引起直立性低血压和抗胆碱能等不良反应,氟哌啶醇易引起锥体外系反应,不建议采用。

（二）预防

一级预防因病因不明不能开展，应注意宣传；早期发现疾病，早期治疗等为二级预防措施；三级预防是尽量与家属配合，做好患者的护理及生活技能的康复训练。

第二节　脑血管性痴呆

脑血管性痴呆是由脑血管病变所致的痴呆综合征，包括多发性梗死性痴呆，即过去的脑动脉硬化性痴呆。其发病、临床特征及病程与阿尔茨海默病不同，ICD-11中描述其主要表现为短暂性意识障碍，一过性轻瘫或视力损害。痴呆可继发于多次急性脑血管意外，或继发于单次严重的脑卒中，但后者较为少见。痴呆也可在一次特别的局部缺血发作后突然出现，也可逐渐发生，痴呆是脑血管病导致脑梗死的结果，梗死灶通常较小，但有积累效应，常于晚年起病。

脑血管性痴呆起病较急，病程有波动，在痴呆综合征中大约占10％，脑血管性痴呆是形成痴呆原因的第2位。在性别上也有不同估计，多数资料是男性多于女性。

一、流行病学

据调查，动脉硬化性痴呆患病率为0.9％，与阿尔茨海默病并存的混合性痴呆为0.9％。老年期痴呆流行病学调查结果指出，我国65岁及以上居民，血管性痴呆的患病率北方为1.9％，南方为0.9％。

二、病因、发病机制与病理改变

（一）病因和发病机制

血管性痴呆的病因是脑血管病变（包括脑出血和脑梗死）引起的脑组织缺血、缺氧，导致脑功能衰退的结果。

脑血流量降低的程度与痴呆的严重者程度呈正比。研究发现，有明显脑动脉硬化的患者中出现脑血管性痴呆（CVD）的比例是没有脑动脉硬化患者的5倍左右。多发性小梗死灶对痴呆的发生具有重要的影响，小梗死灶越多，出现痴呆的机会越多。

此外，病变的部位与痴呆的发生也有重要的关系。痴呆的好发部位有额叶内侧面（扣带回）、纹状体前部、内囊前支和丘脑，其他部位是额叶、颞叶及枕叶白质。梗死灶最常见的部位是侧脑室周围白质、尾状核头、壳核、苍白球、丘脑、胼胝体前后部、脑桥基底部、小脑及内囊前支，多位于大脑前、中动脉深穿支的供血区。此外，大脑中动脉、后动脉分界区内发生梗死在优势半球的患者，也可以引起痴呆。

（二）病理改变

脑血管性痴呆的病理改变大致可分为局灶性和弥散性病变。

（1）局灶性改变：大脑可见程度不同的梗死灶，大、中型面积的梗死多在大脑皮质，多系主干动脉分支梗死所致，严重的可见大脑半球白质梗死。小面积梗死多见于基底节及脑室周围，多系高血压性血管病引起多发的小腔隙梗死,有些小梗死灶 CT 检查不易发现,需要进行 MRI 检查,少数只有在死后检查时才发现。

(2)弥散性改变:患者大脑出现广泛性萎缩,脑室扩大,出现弥散性血管性白质广泛病变,有时可见小型陈旧性高血压性脑出血灶。

三、临床表现

(1)记忆障碍:痴呆早期,主要症状是记忆障碍,其中以识记障碍、近记忆障碍为主,晚期可出现远记忆障碍。与老年性痴呆比较,其虽然出现记忆障碍,但在相当长的时间内自知力保持良好,知道自己记忆力下降,常备有备忘录,有的患者为此产生焦虑或抑郁情绪,要求治疗。

(2)言语症状:病理性赘述,表现为讲话啰唆,没有主次,抓不住中心议题。流利型失语,表现为提笔忘字,讲话时忘记该选择哪个合适的字词,为此中途停顿。

(3)人格改变:痴呆早期人格相对保持完整,只有到痴呆晚期,人格改变才变得明显。由于疾病的早期虽然记忆力下降,但日常生活能力、理解力、判断力和待人接物及处理周围事情的礼仪、习惯均保持良好状态,人格保持较好,所以被称为局限性痴呆或腔隙性痴呆。

(4)情感症状:情感活动随着病情的发展而变化,早期表现为情感脆弱、焦虑、抑郁等情感障碍,逐渐发展为情感淡漠、无所谓、欣快、情感失控、强制性哭笑等。

(5)精神病性症状:在疾病发展的过程中,部分患者可以出现精神病性症状,如被害妄想、关系妄想、疑病妄想等。在记忆障碍的基础上,可以产生被偷窃妄想、贫穷妄想、嫉妒妄想等。在妄想的支配下,可以出现相应的意志和行为障碍。部分患者会出现夜间谵妄、兴奋不安。

(6)晚期症状:患者的行为和人格方面的障碍明显,变得自私、吝啬、收集废物、无目的地徘徊、生活不能自理、不认识家人等,达到全面痴呆。

(7)神经系统症状和体征明显:多数伴有程度不等的偏瘫或颅神经障碍、吞咽困难、假性延髓麻痹、构音障碍、锥体束征阳性。失语、失用与失认比阿尔茨海默病多见。

四、临床类型

(1)急性起病的脑血管性痴呆:痴呆常在多次脑卒中发作后迅速发生,卒中包括脑血栓形成、脑栓塞和脑出血。个别患者可由一次大量的脑出血所致。症状决定于受累血管在皮质的供应区,痴呆多是双侧性或多发性梗死造成,单个一侧梗死常为局灶综合征。

(2)多发梗死性血管性痴呆(皮质为主):逐渐起病,在数次小的局部缺血后发生。这些缺血在脑实质中形成腔隙,又称腔隙性梗死。腔隙是直径为 0.5～15 mm 的深部缺血性梗死,受累血管常为大脑中动脉的豆纹支,后交通动脉或大脑后动脉的丘脑膝支、脉络膜支或丘脑穿支,病灶多在基底节、丘脑和内囊。患者有高血压病史,间以偶然发作的神经功能障碍,每次发作可恢复,神经系统体征逐渐明显而出现痴呆症状。在有腔隙状态时(腔隙达 10～15 个),20%～80% 的患者出现痴呆,可见皮质高级功能障碍,早期自知力保留,情绪波动,忧郁,偶见幻觉妄想。脑电图呈局灶或广泛慢波,CT 可见一个或多个腔隙。

(3)其他血管性痴呆(皮质下为主):患者有高血压的病史,CT 检查证实缺血性破坏的多数病灶位于大脑半球深部的白质,皮质功能通常保持完整。病理学改变为大脑半球白质有多发梗死灶,并有明显萎缩,颞叶及枕叶后部白质比额叶受累为多。临床表现有记忆及认知功能障碍,常有精神运动迟滞、假性延髓麻痹及其他局灶神经系统体征,临床上很像腔隙性梗死,头部 CT 有助于诊断。

(4)混合性血管性痴呆:皮质和皮质下均有梗死,累及深部和浅表结构。

(5)以梗死部位进行分类可分为:①腔隙状态;②慢性进行性皮质下脑病;③皮质性梗死;④边缘带梗死;⑤皮质多发性小梗死;⑥皮质和皮质下混合性梗死。

五、诊断与鉴别诊断

(一)诊断

首先要符合痴呆的条件,但是认知功能损害是不均衡的;痴呆出现前多有卒中史,高血压史;病程呈阶梯性恶化,神经系统体征明显。但有的患者通过 CT 扫描或最终经病理学检查才可确诊。

(二)鉴别诊断

(1)阿尔茨海默病:该病为慢性起病,痴呆为进行性加重,不能用已知的病因进行解释,局灶性神经系统体征罕见。

(2)老年抑郁性障碍:脑血管病后常出现抑郁情绪,与老年期抑郁障碍的区别点是病前无高血压或卒中史,亦无神经系统症状和体征,痴呆具有假性痴呆性质,抗抑郁药治疗有效,随着抑郁情绪好转,痴呆也随之减轻或消失,既往多有抑郁或躁狂发作史。

六、预后

血管性痴呆的病程快慢不一,多数为缓慢的,而且呈现明显的病情波动性,痴呆的症状呈阶梯性恶化的特点。若能及时治疗,多数患者可获得缓解,或者在相当长的时间内痴呆进展不明显。但如果卒中反复发作,或者由于精神创伤及其他躯体疾病,均可使病情进一步加重。

预后与脑血管病关系密切。脑血管病逐渐恢复,痴呆亦不再恶化或稍有好转。若反复出现卒中,肢体瘫痪加重,痴呆亦随之加重。大约有一半的患者因心脏缺血发作而死亡,有的合并肾脏疾病、糖尿病、心房颤动等。

七、预防与治疗

(一)预防

必须预防脑血管疾病,积极预防原发性高血压、脑动脉硬化、脑血管病、糖尿病、高脂血症等的发生。对出现脑卒中的患者应防止脑卒中再次发生及痴呆的出现。对已患痴呆症的患者则要加强神经功能训练,使肢体康复,对痴呆患者亦应加强生活技能的训练。

(二)治疗

1.改善脑血流,促进大脑代谢

改善脑血流,促进大脑代谢,治疗用药参考阿尔茨海默病。尼莫地平治疗多发性梗死性痴呆,有效率达 92.3%,但应避免与其他钙离子拮抗药或 β 受体阻滞药合用。氟桂利嗪又称西比灵,系选择性钙离子拮抗药,具有抗血管收缩和保护脑缺氧的作用,毒副作用少。但用药后易产生震颤性麻痹,停药后症状可自行缓解。目前应用较多的药物还有吡拉西坦、二氢麦角碱以及己酮可可碱等药。中医治疗梗死性脑血管病采用的是活血化瘀方法,成药有复方丹参片、愈风宁心片、川芎嗪注射液等。针灸对肢体康复有作用。

2.针对精神障碍,对症治疗

针对幻觉、妄想、夜间谵妄、抑郁、失眠等精神症状可采用抗精神病药、抗抑郁药、镇静催眠药等。应注意选用不良反应和药物相互作用少的药物,最好单一用药,从小剂量开始,密切注意其不良反应。具体方案如下。

(1)焦虑、失眠:可选用氯硝西泮、艾司唑仑、阿普唑仑或劳拉西泮等。

(2)抑郁:①SSRIs,如氟西汀、帕罗西汀、氟伏沙明、舍曲林,或西酞普兰。②其他的新型抗抑郁药,如文拉法新、米氮平、噻萘普汀等。③一般不宜用 TCA。

(3)幻觉妄想:可选用锥体外系副反应较少的非典型抗精神病药物。

(4)兴奋紊乱:可选用弱安定剂或锥体外系统不良反应小的新型抗精神病药。

3.注意其他并发的躯体疾病的治疗

由于血管性痴呆的患者常合并高血压、冠心病、糖尿病、高脂血症、青光眼、前列腺肥大等躯体性疾病,因此治疗时应注意合并症的治疗,避免给预后和治疗带来不良后果。

第三节　遗忘障碍

遗忘障碍是以记忆损害为特征的一类综合征,表现为学习新信息(顺行性遗忘)和回忆往事(逆行性遗忘)存在困难。该障碍缺乏全面性的智能障碍基础,记忆损害导致社交和职业功能的显著减退。遗忘障碍可为短暂的(记忆损害持续 1 个月或不足 1 个月)或慢性的(记忆损害持续超过 1 个月)。

遗忘通常累及部分或所有下列神经解剖结构:额叶、海马和杏仁核、背内侧丘脑、乳头体和导水管周围灰质。MDA 受体介导的谷氨酸盐传递常与遗忘有关,主要由于它与边缘系统的记忆储存功能有关。根据 DSM-Ⅳ 分类标准,遗忘障碍主要包括由于躯体疾病导致的遗忘障碍和物质导致的持久性遗忘障碍。

一、临床类型

(1)威尼克脑病:该病为一种急性综合征,有典型的"四主征"(共济失调、眼肌麻痹、眼球震颤和急性意识模糊状态),由烟酸缺乏所致,通常与酒精滥用有关,与乳头体、PAG、丘脑核团和第三脑室壁的病理性病变相关。

(2)科尔萨科夫精神病:与乳头体萎缩相关的遗忘与虚构,通常发生于威尼克脑病之后,罕见的原因包括头部外伤、缺氧性脑外伤、基底/颞叶脑炎、血管损伤等。

(3)血管性疾病:海马部位的血管损伤(尤其累及后大脑动脉或基底动脉)可能导致遗忘障碍,其他可能的脑区包括顶枕联合区、双侧中背侧丘脑、基底前脑神经核(如前交通动脉动脉瘤)。

（4）脑外伤：加速力或减速力造成的开放性或闭合性头部外伤都可能导致前颞侧的损伤，导致顺行性或创伤后的遗忘明显，而逆行性遗忘相对不存在。预后与创伤后的遗忘持续时间有关，创伤后的遗忘持续时间短于 1 周的预后较好。

（5）颞叶手术：内颞叶双侧损伤或手术都可导致储存新的短期记忆能力缺失，导致遗忘障碍。

（6）缺氧性脑损伤：一氧化碳中毒造成的窒息、溺水等出现的缺氧状态都可能损害敏感的海马 CA1 和 CA3 区神经元，从而导致短期记忆的储存问题。

（7）多发性硬化：40％的患者因颞叶斑块和导致回忆困难的间脑综合征而出现一定程度的遗忘。

二、治疗原则

（1）对因治疗：针对导致遗忘障碍的病因进行治疗，如针对韦尼克脑病患者立即补充维生素 B_1，监测并处理酒精戒断症状。

（2）营养支持和对症治疗：一般的营养支持，改善脑循环，促进脑代谢。

（3）心理和社会支持治疗：患者会由于记忆障碍而出现紧张、焦虑等情绪表现，应予以相应的心理支持和教育，必要时予以抗焦虑或抗抑郁药物。

第四节　癫痫所致精神障碍

癫痫是神经精神科的常见病。癫痫所致精神障碍是一组由反复发作的脑异常放电引起的癫痫发作特殊形式，临床表现以精神症状为主，由于累及的部位及病理生理改变不同，致使症状表现复杂繁多。反复癫痫发作所致的慢性脑损害也可导致持续性精神障碍。可分为发作性和持续性精神障碍两大类。

一、临床表现

（1）发作前精神障碍：发作前数小时至数日，出现全身不适、紧张、易激惹、烦躁不安、情绪抑郁、爱挑剔或抱怨他人等前驱症状。一旦癫痫发作过后，症状随之消失。

（2）发作时精神障碍：包括精神性先兆、自动症及精神运动性障碍。精神性先兆是大、小发作前历时短暂和紧接的幻觉，其幻视可为从简单到复杂的情景。自动症者表现为意识障碍、无目的咀嚼、刻板动作或哼哼作声，并可见各种幻觉，发作一般历时数秒，每次症状类同。少数患者发生较为持久、复杂的精神运动性障碍，呈现意识障碍，感知（如错觉、幻觉）、情感（如恐惧、愤怒）、记忆（如似曾相识、遗忘）等障碍，也可发生漫游或攻击行为，历时数十分钟至数日不等，事后对上述情况不能回忆。

（3）发作后精神障碍：癫痫发作后，患者呈现意识模糊、定向障碍、反应迟钝，可伴幻觉（常为幻视）及各种自动症，或躁动激越行为，一般持续数分钟至数小时不等。偶可见非抽搐性发作持续达数日或数周之久,应视为持续性发作,如失神持续状态(持续性小发作、复合症状部分性发作持续状态等)。

(4)发作间精神障碍:属持续性精神障碍一类,包括慢性癫痫性精神病(类似精神分裂症的发作间精神障碍,又称慢性癫痫性分裂样精神病)、智能障碍和人格改变。

二、诊断要点

(1)有癫痫史或癫痫发作的证据。

(2)呈发作性精神障碍者,一般历时短暂,有不同程度的意识障碍,事后不能完全回忆。

(3)持续性精神障碍,如慢性癫痫性精神病、智能障碍和人格改变等,见于发作间期。

(4)脑电图检查可证实癫痫,但阴性结果不能排除诊断。除标准检查外,尚可用脑电图的特殊检查技术提高阳性率。必要时应作 CT、MRI 等其他检查,以排除继发性癫痫可能。

(5)根据癫痫的证据,其精神障碍的发生、病程与癫痫相关,结合实验室检查结果可作诊断。

三、治疗

(一)发作性精神障碍

1.抗癫痫药

控制强直阵挛发作,用卡马西平每日用量 600～1200 mg,用药前需查血常规,并注意过敏反应和粒细胞缺乏症;失神发作,选用乙琥胺每日 750～1500 mg,或丙戊酸钠每日 600～1800 mg;复杂性部分性发作,首选卡马西平每日 600～1200 mg;若精神症状严重,可并用精神药物。

2.兴奋激越

可用氟哌啶醇 5～10 mg,肌注,每日 2 次。症状控制后可改口服或停药。如出现明显兴奋、躁动,可适当应用镇静药,如氯硝西泮 1～2 mg,肌注,每日 1～3 次。

3.抑郁

(1)选择性 5-羟色胺再摄取抑制剂类抗抑郁药,如氟西汀每日 20 mg,或帕罗西汀每日 20 mg。

(2)氯米帕明,12.5～25 mg,每日 2～3 次。

(3)SNRI:文拉法辛每日 75～150 mg。

(4)NASSA:米氮平每日 15～30 mg。

4.焦虑、失眠

氯硝西泮 2 mg,每日 1～2 次(镇静),或氯硝西泮 2～4 mg,每晚 1 次,必要时可肌注(催眠)。

5.癫痫间歇期

癫痫间歇期无精神症状者,可不用精神药物。

(二)持久性精神障碍

(1)慢性癫痫性精神病主要用抗精神病药。对有幻觉、思维障碍、行为紊乱等症状者,可选用对脑电生理影响和锥体外系副反应较少的药物。因氯氮平大剂量可导致抽搐发作,不宜应用于此类精神障碍患者。其他非典型抗精神病药物的致痫作用研究不多,临床均可应用。

(2)认知功能损害仍以控制癫痫发作(包括阈下放电)为主,防止脑损害加重,同时给予吡拉西坦等药物治疗。

(3)癫痫所致精神障碍患者常伴有明显的人格改变,可给予中、小剂量的非典型抗精神病药治疗增强自控能力。

(4)除躯体治疗外,对癫痫患者也需要进行心理治疗。对患者的工作学习应作适当调整限制,防止发作时的危险,消除自卑心理,鼓励保持正常活动。对于有智能障碍和人格改变的患者,要加强教育管理,鼓励参加各种工娱治疗,促进康复。

第三章 躯体疾病所致精神障碍

第一节 躯体感染所致精神障碍

一、概述

躯体感染所致精神障碍是指由于各种细菌、病毒、真菌、螺旋体、寄生虫等作为病原体造成中枢神经系统以外的全身感染,进而所产生的精神障碍。

感染造成中枢神经系统功能紊乱有其具体途径。首先,细菌、病毒的毒素对神经细胞的直接影响;其次,感染所导致的电解质代谢紊乱、中枢神经系统缺氧、营养不良以及应激等因素都可能是导致精神障碍的重要途径。此外,跟个体反应的差异也有关系。

全身性躯体感染性疾病时只有少数患者出现精神障碍,并多见于严重感染者。本组疾病急性期的精神症状较为相似,而感染后期或恢复期的精神症状则有不同的表现。

二、诊断步骤

病史采集及相关的体格检查和实验室检查应注意下述这些症状。

(一)急性期临床表现

在急性感染时,虽然病因各异,所引起的躯体症状也各不相同,但其精神症状有极其相似之处。一般常见的精神症状包括:①意识障碍。这是绝大多数急性感染患者所表现的基本症状,75%左右的急性感染的患者可出现意识障碍。有的患者可表现为意识清晰度下降,如嗜睡、昏睡等;有的患者可表现为意识范围缩窄;有的患者则呈谵妄状态,即在意识清晰度改变的情况下伴随出现恐怖性的错觉、幻觉以及不协调的精神运动性兴奋。意识障碍可持续数小时、数天甚至更长时间。感染性疾病出现意识障碍多在高热的情况下。意识障碍的程度随体温的变化而加重或减轻。此外,意识障碍有昼轻夜重的特点。②精神病性症状。感染性疾病的急性期,在没有意识障碍的情况下,患者也可以出现各种幻觉、妄想、思维联想方面的障碍等精神病性症状。幻觉的视幻觉和听幻觉较为多见,内容较为固定。③在感染的急性期,患者还可出现行为紊乱、欣快或情绪高涨、情绪低落等。

(二)感染后期或疾病恢复期的精神症状

在感染后期或恢复期,精神方面常见的异常情况包括:①神经症综合征。患者可以出现焦虑综合征、疑病综合征、神经衰弱综合征等神经症综合征的表现。②人格改变。这种情况见于儿童严重的躯体感染以后。主要表现为行为模式的改变,如出现冲动攻击行为、多动、任性、说谎等,较为少见,但一旦出现,则难以消除。

三、诊断对策

(一)诊断要点

诊断时应注意是哪一种感染性疾病所致精神障碍。

1.症状标准

(1)符合躯体疾病所致精神障碍的诊断标准。

(2)有明显的感染史。

(3)在体检或细菌学检查中可发现与感染相关的症状、体征与实验室检查所见。

2.严重程度

标准社会功能受损情况。

3.病程标准

精神障碍的发生、发展及病程与原发性感染相关。

4.排除标准

排除其他疾病的意识障碍,如中毒性谵妄、癔症样意识障碍等;排除精神分裂症。

(二)鉴别诊断要点

诊断感染性疾病所致精神障碍时应注意:①判断患者是否存在感染性疾病。②判断躯体感染和精神障碍发生是否存在因果关系。③注意和中枢神经系统疾病所致精神障碍或功能性精神障碍相鉴别。在注意到感染本身的症状、体征以及辅助检查证据的情况下,做出确切的鉴别不会太难。

(三)临床类型

下面主要介绍几种常见感染性疾病所致的精神障碍。

1.肺炎所致精神障碍

各种肺炎均可产生精神障碍。其临床表现如下。

(1)意识障碍:最为多见,轻者呈嗜睡状态,重则陷入昏迷。多数呈谵妄状态、思维不连贯、兴奋、躁动不安、定向障碍及错觉和幻觉等,意识障碍多在数天内随肺炎控制而好转。

(2)痴呆综合征:部分患者可以出现近事记忆障碍和智力减退,多见于患有慢性气管炎及肺功能不全的老年患者。

(3)类躁狂状态:少数患者随着体温下降可出现紧张、坐立不安或兴奋、话多、表情欣快等症状。

(4)脑衰弱综合征:在疾病恢复期,多数患者可出现虚弱、乏力、失眠、记忆力减退、多汗、心悸等症状。

2.流行性感冒所致精神障碍

流行性感冒是流感病毒所引起的呼吸道传染病。在流感的急性期,体温增高的情况下和恢复期均可出现一些精神症状。一般早期可有神经衰弱综合征;与高热相伴随可以出现意识障碍或谵妄状态;在恢复期可以出现抑郁症状、焦虑症状,部分患者可出现片段的幻觉和妄想。流感患者可以在意识障碍背景的基础上,出现特殊的幻觉,如见到泛滥的河水、感到身上有液体流出等。

3.伤寒所致精神障碍

精神障碍是伤寒的重要表现之一,故应予重视。精神症状主要发生在伤寒的极期,并可持续到恢复期,主要的临床表现如下。

(1)意识障碍:主要是出现谵妄状态,出现在伤寒极期高热的情况下。

(2)情感障碍:患者主要表现为情感淡漠、反应迟钝。

(3)幻觉妄想:多在发热后出现。可有片段的关系妄想、被害妄想等,与幻觉有一定联系。持续时间较长时,易误诊为精神分裂症。

(4)类躁狂状态:多发生在谵妄前或躯体疾病好转期。表现类似轻躁狂,但思维奔逸症状不突出,持续时间短暂。

伤寒所致精神障碍的特点在于有些患者的精神症状就是伤寒的首发症状,此后才出现各种相应的躯体症状,因此在疾病的早期容易被误诊为某种精神疾病,到恢复期以后患者可仍然对于极期所出现的精神症状没有认识能力,如在恢复期仍然坚信极期所出现妄想内容。

四、治疗对策

(一)治疗原则

1.病因治疗

对于感染性疾病来说,重要的病因治疗就是抗感染。

2.对症治疗

包括针对精神症状和躯体症状两个方面的对症治疗。为了及时控制兴奋、防止患者衰竭,可选用地西泮、苯巴比妥、氟哌啶醇、奋乃静或氯丙嗪和异丙嗪的肌内注射。年老体弱者或儿童,应用以上药物时应减量。

3.支持治疗

如保证营养、维护主要器官的正常功能。

4.对症护理

加强对躯体症状和精神症状的护理

(二)治疗方案的选择

1.肺炎所致精神障碍的治疗

(1)控制感染。

(2)对兴奋躁动者可给予小剂量抗精神病药物治疗,如奋乃静、利培酮等;对抑郁、焦虑症状可给予抗抑郁药和抗焦虑剂治疗,如氟西汀、艾司唑仑等。

2.流行性感冒所致精神障碍的治疗

(1)抗病毒及抗感染治疗。

(2)躯体支持疗法,卧床休息,营养支持,补液及补充维生素等。

(3)重度抑郁患者可服用氟西汀 20 mg,每日 1 次,饭后服;失眠者可服用阿普唑仑 0.4~

0.8 mg,睡前服用。

3.伤寒所致精神障碍的治疗

(1)针对伤寒的抗生素治疗等。

(2)对幻觉妄想等精神症状可服用抗精神病药物,如利培酮1～2 mg,每日2次;或奋乃静2～4 mg,每日2次。对类躁狂状态可选用苯二氮䓬类药物如氯硝西泮等,注意用药剂量宜低,过度镇静可能会掩盖肠穿孔、肠出血等并发症的早期症状而贻误诊断和治疗。

五、预防评估

病程和预后取决于原发躯体疾病的病程长短及病情轻重。预后一般是可逆的,感染好转后,精神症状也会随之好转。如患者有明显的幻觉妄想和较长时间的兴奋时,可进行抗精神病药物系统治疗。一般在1～2周或1～2月见效。长期陷入昏迷的患者可出现脑器质性病变。有些急性严重的感染,病前极重、发展也快,患者很快进入昏迷,此时死亡率也较高。

六、出院随访

(1)按原发躯体疾病所属专科的医嘱执行。

(2)出院后有精神科的相关问题时可由家属陪患者到精神科门诊就诊、处理。

第二节　内脏器官疾病所致精神障碍

一、概述

心、肺、肝、肾等主要内脏器官疾病所造成的相应器官的结构改变和功能障碍是造成这类精神障碍的直接原因。但在此过程中,如遗传因素、生活事件等相关因素也值得注意。

心、肺、肝、肾等重要内脏器官疾病首先是通过导致脑供血、供氧不足,代谢产物累积或水、电解质紊乱等造成中枢神经系统功能紊乱,进而导致各种精神障碍的产生。

肺部严重疾患主要是在呼吸功能严重不全的情况下造成机体严重缺氧,进而导致精神障碍的发生;肺部疾患所造成的呼吸性酸中毒以及电解质紊乱,进而造成中枢神经系统的pH改变在精神障碍的发展中起到重要作用。

心脏疾患导致精神障碍的产生主要是由于心功能或其他原因造成血流动力学改变,导致中枢神经系统缺氧或缺血,此外如血栓形成、栓子脱落造成脑栓塞以及心脏的某些结构异常改变等也是导致精神障碍的重要因素。

肝脏疾病所致精神障碍的产生主要是由于肝功能不全,不能有效地执行解毒功能以及门腔静脉的分流,体内代谢所产生的有害物质或由消化道吸收的有害物质直接作用于中枢神经系统,造成中枢神经系统功能紊乱所致。

肾脏疾病所致精神障碍是由于严重的肾脏功能不全。肾功能不全时有以下因素最可能与精神障碍的产生有关:①代谢性酸中毒的产生。②水、电解质平衡失调。③毒素的作用。此外,在肾功能不全的情况下,某些药物及其代谢产物在体内的潴留以及某些特殊治疗,如透析所造成的躯体内环境的改变等因素也是和精神障碍的出现有关。

二、诊断步骤

应注意不同内脏器官疾病所致精神障碍的不同的临床表现,并依此去采集病史、做体格检查、实验室检查及进一步的辅助检查。

（一）肺脑综合征

肺脑综合征又称肺性脑病,是由严重的肺部疾患导致的精神障碍的总称。其临床表现如下。

（1）具有肺性脑病的病史、体征和实验室检查结果。

（2）具有神经症状和体征,可见扑翼样震颤、不自主运动、锥体束征、颅内压增高、视盘水肿、癫痫大发作。

（3）精神症状:①意识障碍多见,常由嗜睡逐渐发展而来,经过朦胧、谵妄状态最后进入昏迷。②脑衰弱症状,表现为头昏、头痛、疲倦、乏力、记忆力不好、注意力不集中、睡眠障碍。③类躁狂状态,患者欣快、话多、烦躁不安,常伴有轻度意识障碍。④焦虑抑郁状态,患者少言、反应迟钝、心情不好、消极悲观或焦虑不安。⑤幻觉妄想状态,可有错觉、幻觉及关系妄想、被害妄想,伴紧张恐怖情绪。此外,实验室检查有动脉血 PCO_2 增高、PO_2 降低、pH 降低及相关的脑电图改变。

（二）心脏疾病所致精神障碍

心脏疾病所致精神障碍又称心脑综合征,是指冠状动脉硬化性心脏病、风湿性心脏病、先天性心脏病以及其他各种原因引起的心律失常所致精神障碍。其临床表现如下。

（1）具有各种不同心脏病的病史、体征和实验室检查及一些影像学检查的结果。

（2）神经系统可有癫痫样痉挛发作、脑血管意外。

（3）精神症状:①脑衰弱综合征,多为倦怠、烦躁、失眠、心悸等。②癔症样症状,常为癔症样抽搐、情感不稳。③意识障碍,如脑缺血发作、谵妄状态等。④情绪障碍,多为焦虑、抑郁发作。⑤幻觉妄想状态。⑥痴呆状态,少数患者可能有人格改变和智力障碍。

（三）肝脏疾病所致精神障碍

肝脏疾病所致精神障碍又称肝脑综合征或肝性脑病,是由于肝实质发生明显损害引起严重的躯体症状、精神症状和神经症状。其临床表现如下。

（1）具有肝性脑病的病史、体征和实验室检查结果。实验室检查如肝功能异常、血钾、血钠、血氯、血二氧化碳结合力降低,血氨增高等。

（2）具有神经症状和体征,有扑翼样震颤、肌阵挛、肌张力增高、构音障碍、锥体束征、帕金森综合征。

（3）精神症状:①在发病初期多出现抑郁、淡漠、寡言少动,少数患者可出现兴奋、躁动不安、幻觉、妄想。②随着病情发展,出现嗜睡状态、睡眠颠倒、昏睡、谵妄或错乱以致昏迷。③慢性肝炎、肝硬化的精神障碍多为缓慢发展,主要表现为人格改变和智能障碍、情感淡漠。少数患者可有轻度意识障碍。

急性肝性脑病发展迅速,患者可很快进入昏迷,而慢性肝性脑病则发展缓慢,精神症状也可时轻时重。

(四)肾脏疾病所致精神障碍

肾脏疾病所致精神障碍又称尿毒症脑病,是指由于各种原因引起慢性和急性肾衰竭,以氮质潴留为主要表现的严重的精神障碍和神经症状。

精神障碍主要出现在慢性肾功能不全的失代偿期、衰竭期和尿毒症期,特别是发生在尿毒症期。据临床观察,50%的尿毒症患者有精神症状。

(1)具有各种因素引起肾脏实质性破坏的急慢性肾功能不全的疾病的病史、体征和实验室检查结果。

(2)神经症状包括癫痫样痉挛、扑翼样震颤、眼球震颤、周围神经炎、脑膜刺激征、小脑症状等。脑电图改变、基本节律减少、慢波增多。

(3)精神症状:①脑衰弱综合征,倦怠、乏力、注意力不集中,多为初期症状,常在肾功能衰弱前期和高氮质血症时出现。②焦虑抑郁状态,心慌、烦躁不安、抑郁悲观。③意识障碍,常由嗜睡、谵妄向昏迷发展。④类木僵状态,称为尿毒症性昏迷或肾性昏迷。⑤痴呆状态,可伴人格改变,在慢性进行性肾衰竭阶段发生。

三、诊断对策

(一)诊断要点
(1)符合躯体疾病所致精神障碍的诊断标准。
(2)有脏器病变的证据,精神症状随原发疾病的严重程度变动。

(二)鉴别诊断要点

鉴别诊断的要点是应该注意的是内脏器官疾病导致精神障碍还是内脏器官疾病和某种精神障碍并存。鉴别的意义在于对治疗的指导。因为前一种情况主要是治疗相应的内脏器官疾病,对于精神症状只是临时进行处理;而对后者来说,则是应该对两方面的问题进行相应的治疗,在内脏器官疾病得到控制以后对某些精神疾病还应继续治疗。鉴别以上两种情况的关键在于对以往病史的了解、当前的躯体检查、神经系统检查和精神检查以及相应的实验室检查、在内脏器官疾病得到控制后的继续观察等。

(三)临床类型

内脏器官疾病所致精神障碍根据患者的内脏器官通常可区分为下述 4 种临床类型:①肺脑综合征;②心脏疾病所致精神障碍(冠心病所致精神障碍、风湿性心脏病所致精神障碍、二尖瓣脱垂所致精神障碍);③肝脏疾病所致精神障碍;④肾脏疾病所致精神障碍。

四、治疗对策

(一)治疗原则

对于内脏器官所致精神障碍的治疗包括对原发疾病的治疗、对精神症状的治疗、支持性治疗以及对患者的护理。对于精神症状的治疗可采用三环类抗抑郁药如阿米替林或选择性5-羟色胺重吸收抑制剂如氟西汀、帕罗西汀等治疗抑郁和焦虑症状;苯二氮䓬类药物可以处理焦虑状态和睡眠障碍;抗精神病药物如利培酮、奋乃静等可以治疗幻觉、妄想;氟哌啶醇、奥氮平等可以控制兴奋躁动。值得注意的是,由于患者有某种重要器官的损害,精神药物的用量应该偏小,并注意密切观察。

(二)治疗计划

1.肺脑综合征的治疗

(1)首先控制肺部感染及保持呼吸道通畅。

(2)改善机体缺氧状态、纠正酸中毒及脑水肿。

(3)意识障碍不需要应用镇静药;精神病性症状可给予利培酮、氟哌啶醇等抗精神病药物;伴焦虑、抑郁症状者可采用抗焦虑药和抗抑郁药,但均应从小剂量开始,逐渐增加,并严密注意药物的其他不良反应。

(4)禁用麻醉剂及催眠剂。

2.心脏疾病所致精神障碍的治疗

(1)积极有效的治疗各种心脏病,但先天性心脏疾病药物治疗一般疗效差,以心脏手术治疗为宜。

(2)焦虑、抑郁症状的对症治疗,但治疗时应谨慎,小剂量用药并注意此类药物对心脏有较大的副作用。由于兴奋躁动、幻觉妄想明显影响了患者的内科治疗和病房管理,并可加重心脏负担,使心力衰竭加重,可选用合适的抗精神病药物,但剂量宜小,需密切观察病情变化,随时调整药物剂量。

3.肝脏疾病所致精神障碍的治疗

(1)去除肝性脑病的诱发因素;预防和控制感染、发热;防止和及时处理消化道出血;改善电解质和酸碱平衡;限制高蛋白饮食。

(2)给予中和血氨的药物以降低血氨,如谷氨酸钠或精氨酸等静脉滴注,有助于患者意识恢复和精神症状的改善。

(3)由于肝功能损坏,对镇静、安眠药物的耐受性减低,应用时应慎重。对兴奋躁动者可肌注苯二氮䓬类药物如地西泮等。禁用或慎用氯丙嗪等抗精神病药,以免诱发肝性脑病或加重意识障碍。

4.肾脏疾病所致精神障碍的治疗

(1)积极治疗原发病、改善肾功能、加强有毒物质的排泄。

(2)控制感染。

(3)对兴奋躁动者可给予肌注苯二氮䓬类药如地西泮等,或口服利培酮等不良反应较小的抗精神病药物,但禁用或慎用巴比妥类药物和氯丙嗪等,以免诱发或加重意识障碍。对处于焦虑、抑郁状态的患者可给予抗焦虑和抗抑郁药,但剂量宜小。

五、出院随访

(1)为了预防肺脑综合征,平时要加强体育锻炼,提高机体免疫力,防止引起肺部疾患的各种因素发生并戒除吸烟陋习。一旦发病必须早期、积极、彻底治疗。注意加强支持性心理治疗。

（2）为了预防心脏疾病所致精神障碍,平时要避免情绪不稳定,随时调整心态,注意加强支持性心理治疗,适当地进行一些力所能及的体育锻炼。一旦发病,绝对休息。

（3）为了预防肝脏疾病所致精神障碍,应积极防治肝病,肝病患者应避免一切诱发肝性脑病的因素,严密观察肝病患者,及时发现肝性脑病的前驱期和昏迷前期的表现并进行适当治疗。对恢复期患者需加强支持性心理治疗。

（4）对于肾脏疾病所致精神障碍恢复期患者,特别是对尿毒症恢复期所产生的抑郁应进行及时、合适的支持性心理治疗。

六、预后评估

（1）肺脑综合征一般发病急、进展快,但只要及时积极治疗原发疾病及适当的精神药物治疗和良好的护理,预后均较好。如意识障碍较深、持续时间较长,预后较差,可遗留人格和智能障碍。

（2）心脏疾病所致精神障碍的预后:除脑衰弱综合征起病缓慢、病程迁延外,其他精神症状一般起病较快、精神症状是可逆的,但常反复波动。如有严重的心肌梗死、心房纤颤、心力衰竭或后期出现癫痫样痉挛发作,预后欠佳,病死率较高。

（3）肝脏疾病所致精神障碍的预后:根据肝脏疾病的形式或不同的病种,病程可急可慢,只要能及时彻底治疗原发病,预后一般较好;但如果病情发展太快太严重,患者很快进入昏迷、持续时间较长、病死率很高。

（4）肾脏疾病所致精神障碍的预后:其精神障碍在整个病程中较其他躯体疾病伴发精神障碍更容易波动、交织、错综混杂,反复发作,预后取决于治疗原发病,最终预后多不理想。

第三节　营养缺乏所致的精神障碍

一、烟酸缺乏所致的精神障碍

烟酸缺乏所致的精神障碍又称糙皮病或陪拉格拉病（Pellagra）,是由烟酸缺乏引起的,烟酸或烟酰胺为体内细胞代谢的重要辅酶之一。烟酸和烟酰胺结合是构成辅酶Ⅰ、Ⅱ等的重要成分。如烟酸缺乏时脑内烟酸低于正常,可导致大脑、脑垂体细胞、基底节、脊髓前角细胞等处发生广泛变性,可造成儿茶酚胺甲基化增多,而出现神经精神症状。其原因大多由消耗性疾病、甲状腺功能减退、促肾上腺皮质激素与醛固酮缺乏,以及应用吩噻嗪类、口服避孕药和乙醇而引起。同时常伴有其他多种维生素缺乏,如维生素 B_1 等。也有人提出此时神经精神症状的出现与色氨酸代谢有关。

（一）病因

（1）食物中烟酸含量不足。

（2）胃肠道吸收不良。

（3）身体需要增加。

（4）应用异烟肼时会妨碍烟酸的形成。

（二）临床表现

1.精神障碍

（1）神经衰弱综合征：常出现在疾病早期或病情较轻者。

（2）抑郁状态：常伴有烦躁、焦虑、自责、自杀企图等，好发生在疾病过程中。

（3）紧张综合征：有紧张性兴奋或紧张性木僵，类似精神分裂症紧张型。

（4）意识障碍：好发生在急性起病者，患者可出现意识模糊、昏睡、谵妄或错乱状态，严重时可引起昏迷。病死率较高，称之为烟酸缺乏性脑病，此时常合并有神经系统症状和特征。

（5）慢性脑病综合征：慢性期患者，可出现反应迟钝、记忆与计算力减退、动作笨拙迟缓，后期严重者可见科尔萨科夫综合征或痴呆状态。

2.神经症状

有眼球震颤、瞳孔改变、锥体束征、末梢神经炎和癫痫样发作，如伴有亚急性脊髓联合变性时，可出现深感觉性运动失调及共济运动障碍。躯体症状以腹泻、皮炎最明显，加上痴呆，被称为烟酸缺乏症的三大主征。

（三）治疗原则

给予大量烟酸或烟酰胺，并用维生素 B 和维生素 C，在急性期常可产生显著疗效；慢性症状疗效不太明显，支持疗法很重要，应补充足够的糖和蛋白质等营养物质；精神症状无须特殊处理，可对症用抗焦虑、抗抑郁类药，但抗精神病药要慎用。

二、维生素 B_1 缺乏所致的精神障碍

（一）病因和发病机制

维生素 B_1 缺乏多由于消化系统疾病，如肠道吸收障碍、肝病时肝脏储存不良和慢性酒精依赖时摄取不足、服用麻醉品等引起，患有精神病者也易引起维生素 B_1 的缺乏。本症所产生的神经精神症状，可能与代谢障碍或丙酮积累有关，同时其他维生素、蛋白质、脂肪等不足也是重要原因。维生素 B_1 缺乏与多种神经精神障碍有关，它所引起的严重的神经精神综合征是韦尼克脑病。其病理变化主要从乳头体、下丘脑、中脑导水管附近到第四脑室和小脑皮质等处出现左右对称性血管周围内皮细胞肥厚、散发性出血等，并出现智力障碍；如涉及网状结构则出现意识障碍；当维生素 B_1 缺乏引起糖代谢障碍时，可出现脑水肿。神经症状是由于维生素 B_1 缺乏时脑和脊髓充血、水肿、变性等造成，上述改变以周围神经最为显著，四肢神经、膈神经末端、脑神经及迷走神经终末支等也较易受累，常出现末梢神经炎、眼球震颤、眼球运动障碍、共济失调等，偶有视网膜出血。严重病例现已较少见。

（二）临床表现

1.精神症状

（1）抑郁状态。

（2）智力障碍。

（3）意识障碍。

2.神经症状

眼球震颤、共济失调、神经炎等。

3.临床特殊类型

(1)韦尼克脑病所致的精神障碍:最常见的精神症状是平静的意识模糊、嗜睡。典型患者的精神症状是主动性言语和动作减少,反应能力减退、记忆障碍等。

(2)科尔萨科夫综合征所致的精神障碍:遗忘症,包括顺行性和逆行性遗忘及认知功能改变,包括概括、学习能力下降,主动性言语和动作减少,自知力通常受损。

(三)治疗

口服或注射大剂量维生素 B_1,也可用复合维生素制剂,必要时给以脑代谢促进药,精神障碍无特殊处理,焦虑、抑郁时可对症用药。

三、叶酸缺乏所致的精神障碍

近年来有报道,叶酸和维生素 B_{12} 缺乏可能在一些精神疾病中起主导作用,在抑郁症和类似精神分裂症疾病中已证实了叶酸的作用,叶酸缺乏在老年精神障碍患者可能与痴呆有关,缺乏叶酸的内科患者更容易患脑器质性综合征。

(一)病因

(1)摄取不足:这是本病最主要的原因。

(2)需要增加:如妊娠期、哺乳期、慢性感染、甲状腺功能亢进等。

(3)小肠吸收功能不良:如长期腹泻等。

(4)药物影响:如苯妥英钠、异烟肼等会影响叶酸的代谢和吸收。

(5)乙醇:也会影响叶酸的代谢和吸收。

(二)临床表现

1.精神症状

严重的精神障碍不多见,表现为失眠、健忘、精神迟钝、语言减少等,儿童可出现精神发育迟滞等。叶酸缺乏与精神病的发生率有关,如叶酸缺乏患者精神分裂症发生率相当高,比抑郁症的发生率高出 1.5 倍,可能叶酸与儿茶酚胺及 5-羟色胺的合成有关。叶酸缺乏可导致痴呆,而痴呆患者也常有叶酸缺乏。

2.神经症状

有末梢神经炎症状,四肢远端麻木、腱反射减退等。

(三)诊断和治疗

(1)诊断:符合叶酸缺乏的实验室检测所见,注意与维生素 B_{12} 缺乏鉴别。

(2)治疗:补充叶酸后多有好转。

四、水、电解质紊乱所致的精神障碍

在综合医院临床各科经常会遇到各种原因引起的水、电解质紊乱,并合并有精神症状或意识障碍。其发病机制较为复杂,往往并非单一因素,常见的有以下几种情况。

（一）水代谢异常所致的精神障碍

躯体中水分约占 60%，脑内水分含量可达 75%～80%，水代谢与钠代谢有密切关系，水分不足可引起脱水症，而水分过多则可导致水中毒。

1.脱水症（高渗综合征）

脱水症所致的精神障碍是由于体内水分缺乏而出现的躯体及精神障碍，其原因大致有如下三个方面。

（1）水分摄取量不足：如意识障碍、吞咽障碍时。

（2）水分排出过多：如高热、胃肠疾病时的呕吐、腹泻，肾脏、肝脏、肺部等疾病时及利尿剂的长期大量应用等。

（3）在摄取高浓度的糖、盐、蛋白质等情况下，引起水分缺乏。

正常人体血钠浓度的高低取决于水及溶质之比，血清钠浓度增高即可引起高渗性脱水，因此高血钠症通常是失水的一个表现。血钠升高（150 mmol/L 以上），可产生应激机制亢进，临床表现为兴奋状态、幻觉等，严重时可出现意识障碍。引起高渗综合征的还有非酮症性高渗性糖尿病和高甘露醇血症。其临床表现主要为兴奋状态、幻觉或意识障碍甚至昏迷，躯体症状有口渴、口干、尿少，但在老年人或意识障碍时，以上症状的主动陈述少，应特别注意。治疗应补充不引起血糖增高或血钠增加的液体，如 0.45% 盐水或适量的胰岛素，维持血液循环及肾功能也很重要。

2.水中毒（低渗综合征）

水中毒是指作为溶质的血清钠在体液中较水的缺乏更严重，故又称低血钠症（血钠低于 120 mmol/L）。

（1）血管升压素分泌过多：可见于手术后、脑垂体前叶功能减退、肾上腺功能减退、精神病患者的过度饮水等。

（2）钠离子减少：临床常见于慢性肾炎或肾盂肾炎的患者长期使用利尿剂，糖尿病时的慢性酸中毒，肾上腺皮质功能减退，严重或持续的呕吐、腹泻，出汗过多等使钠过多丢失，偶可见由于钾缺乏使钠离子从细胞外移向细胞内等。

精神障碍常为急性起病，轻者出现精神活动减退、软弱无力、疲倦等抑制状态，情感淡漠，寡言少动，动作迟缓，木僵状态，也有报道出现幻觉、妄想状态；重者出现意识障碍，嗜睡、昏睡、意识混浊、谵妄直至昏迷。神经系统症状大部分是由于脑水肿或颅内压高或脑疝等引起，如头痛、恶心、呕吐、视力模糊、四肢肌力及肌张力减退、腱反射减退、病理反射阳性等，严重者可出现痉挛发作、肌阵挛、瘫痪、延髓性麻痹等症状。治疗要根据临床症状以及产生低血钠的原因来提高细胞外的渗透压，精神症状无须特殊处理。

（二）高钾血症

钾离子和钠离子一样，是机体内环境重要的电解质之一，它对于维持细胞内酶的活性、心肌功能、神经肌肉的应激机制，以及维持体液的张力和酸碱平衡等都起着重要的作用。正常血清钾浓度为 3.5～5 mmol/L，血钾浓度超过 5.5 mmol/L 时称高钾血症。当肾功能衰竭发生少尿或无尿时，血清钾可显著升高；输入过多或过快的含钾溶液、外伤、运动过度、消耗性疾病、肾上腺皮质功能减退以及溶血反应时；心力衰竭、心肌病以及糖尿病性酸中毒等，均可使钾的耐受力减低,而引起钾中毒。

高钾血症的临床症状主要表现为如下三个方面。

(1)躯体症状:脉搏缓慢,早期血压轻度升高,后期血压降低,呼吸不规则,心律失常等。

(2)神经肌肉症状:早期表现肌肉疼痛、无力,以四肢末端明显,四肢末端有异样麻木感及湿冷感等自主神经症状,有腓肠肌压痛、肌张力减退、腱反射减弱或消失,迟缓性瘫痪,严重时可出现呼吸肌麻痹。

(3)精神症状:早期表现为表情淡漠、对外界反应迟钝,也可出现兴奋状态、情绪不稳、躁动不安等,严重时出现意识障碍、嗜睡、昏迷等。治疗原则除针对病因外,还要对抗钾中毒,促使钾离子的排泄,保护心肌功能。

(三)低钾血症

低钾血症的常见原因是摄入量不足,其次是消化道疾病、肠梗阻、肝、胃、肾手术后使消化液大量丧失,抗精神病药物使用过程中也可出现低血钾症状。其临床表现,不仅与血清钾的浓度有关,而且与形成低血钾的速度密切相关,因此缓慢起病的患者虽然低血钾严重,但临床症状不一定明显;相反,起病急骤者,低血钾虽然不重,但临床症状可很显著。临床症状可分为如下三个方面。

(1)躯体症状:食欲差、腹胀、口渴、恶心、呕吐、胸闷、心慌,心肌受累严重时可导致心力衰竭。

(2)神经肌肉症状:低血钾最为突出的症状,重要表现为四肢肌力减退,软弱无力,出现弛缓性瘫痪及周期性瘫痪。

(3)精神症状:早期表现为易疲劳、情感淡漠、记忆力减退、抑郁状态,也可出现木僵。严重时出现意识障碍,嗜睡、谵妄直至昏迷。

治疗原则为除去引起低血钾的原因,在补钾过程要预防高钾血症。一般随着补钾,临床症状也随之恢复,如合并抽搐应注意是否有其他电解质改变,尤其是血钙的调节。慎用抗精神病药物以防发生意识障碍。

(四)钙、镁离子代谢异常所致的精神障碍

血钙的浓度除受磷的影响外,与蛋白质的浓度、维生素 D、甲状旁腺激素等也有关。钙主要参与成骨作用以及调节神经肌肉的兴奋性,它可使神经兴奋阈上升及神经传导速度减慢。

高血钙时的神经精神症状包括:反应迟钝、对外界不关心、情感淡漠和记忆障碍;也可有幻觉、妄想、抑郁等症状;严重者可有嗜睡、昏迷等意识障碍。

低血钙时常见的神经精神症状包括:手足抽搐、癫痫样发作、感觉异常、肌张力增高、腱反射亢进、肌肉压痛、意识障碍等。

镁离子是机体内主要元素之一,它与神经间隙及交感神经节等部位的乙酰胆碱分泌有关,对神经、肌肉有抑制、镇静作用,镁离子缺乏时出现神经肌肉兴奋性异常,一般由于镁的摄入不足、肾小管的再吸收障碍、内分泌障碍、长期禁食、吸收不良、慢性酒精中毒、胰腺炎、甲状旁腺功能减退、醛固酮增多症、糖尿病性昏迷、长期使用利尿剂、血紫质病等有关。

低血镁症常伴有高血钙,临床可表现眩晕、肌肉无力、震颤、痉挛、听觉过敏、眼球震颤、运动失调、手足徐动、昏迷等各种症状,也可见易激惹、抑郁或兴奋、幻觉、定向力障碍、健忘-谵妄综合征。高血镁症常发生于肾功能不全时、糖尿病酸中毒治疗前、黏液水肿等。神经症状主要为抑制作用，中枢或末梢神经受抑制，可出现瘫痪及呼吸麻痹，四肢腱反射迟钝或消失常为早期高镁血症的重要体征。

第四节　血液病所致精神障碍

一、白血病所致的精神障碍

白血病是造血系统的恶性肿瘤，其特征为骨髓某一系列血细胞无控制地异常增生，并经血浸润到全身组织脏器，如侵及神经系统或因脏器受侵，可导致神经精神障碍。白血病是国内十大恶性肿瘤之一，也是 35 岁以下发病率、病死率最高的恶性肿瘤。近年来，由于各种抗白血病治疗的进展，该病的缓解率有很大提高，而神经精神症状的临床表现亦渐增多。白血病时所致精神障碍并不少见，以意识障碍、兴奋、抑制、幻觉、妄想等最为常见。该病精神障碍的发生率国内统计为 20%～30%。

（一）病因和发病机制

1.中枢神经系统出血说

白血病性脑出血系白血病并发神经系统损害中最常见的类型，近年来有逐渐增加的倾向，有人统计约占白血病引起神经损害中的 32%。这可能是引起神经精神障碍的主要原因。

2.白血病细胞增生和浸润说

因为抗白血病药物大多不能通过血脑脊液屏障，使白血病细胞得以在中枢神经内大量繁殖而出现神经精神障碍。

3.中枢神经系统感染说

白血病患者由于正常成熟粒细胞减少和质的缺陷，而抗白血病药物又能促使粒细胞减少，抑制了细胞和体液免疫，同时肾上腺皮质激素的大量应用，均可使机体抵抗力下降，在防治感染时往往又应用大量抗生素，使某些菌群受到抑制，又促使另外一些菌群得以大量繁殖，构成中枢神经系统的细菌、病毒、真菌感染，增加了神经精神障碍的发生机会。

（二）临床表现

1.精神障碍

以意识障碍最为多见，占白血病急性期的 77%，是脑损害的主要表现，初期为嗜睡状态，以后可发展成昏睡、谵妄状态以致昏迷。

（1）兴奋状态：患者可躁动不安。

（2）幻觉或妄想状态：有明显的幻听、幻视，妄想以被害、关系妄想居多。

（3）抑郁状态：除情绪悲观外，有时有自杀倾向。

精神障碍的出现有以下特点：①急性白血病时，以中性粒细胞性白血病所致的精神障碍最为多见，症状也较重，精神症状以意识障碍为主；②慢性白血病时的精神障碍发生率较低，症状轻,以其他精神障碍为主;③精神障碍与血象关系不平行,有的患者的精神症状甚至在血象好转时才出现,但它与脑损害密切有关;④有神经症状的病例大多伴有精神障碍。

2.神经症状

白血病时的神经损害临床表现多种多样,从脑膜到脑,从脑到脊髓。其病理损害主要为白细胞浸润和出血,前者类似脑炎、脑膜炎、脑瘤,最早和最多见的是颅内压增高症状,如头痛、呕吐、视盘水肿等。出血可发生在神经系统的任何部位。因而其临床症状几乎包罗了所有神经系统疾病的症状,而有的往往出现在白血病诊断前,对此临床医生需高度警惕。

(三)神经精神并发症时的诊断标志

1.白血病脑出血

当白血病患者一旦出现头痛、恶心、呕吐、嗜睡、烦躁不安时,应即刻考虑有脑出血的可能,当嗜睡进一步发展至昏迷或出现偏瘫等局限性神经特征时,脑 CT 检查常会发现出血灶。

2.白血病性中枢神经感染

当白血病患者伴有发热、呼吸道感染时,如有头痛、恶心、呕吐、颈强直、兴奋不安或颅内压高时,应考虑有中枢神经感染的可能;如发现兴奋躁动或意识障碍加重呈谵妄、错乱时,可考虑是白血病性中枢神经感染所致的精神障碍。

3.白血病细胞的增生和浸润

当白血病患者出现了上述第一项症状而无出血的征象时,就要考虑为白血病增生、浸润所致,但要排除脑炎、脑膜炎、脑瘤等疾病。

白血病如果出现上述神经精神症状,则意味着疾病已走向晚期,病死率很高,合并脑出血者常在 5 天内死亡,出现精神障碍者一般也往往只能维持 1～3 个月。

(四)治疗

(1)目前尚无有效确切治疗,早期诊断、早期治疗很重要。

(2)抗白血病药物应用,如甲氨蝶呤、L-门冬酰胺酶等,要注意血脑脊液屏障的关系,特别在疑有神经精神损害时应鞘内用药。要注意药物本身的不良反应,如癫痫样发作等。

(3)有脑浸润时,深部 X 线治疗有一定的短暂疗效。

(4)要预防病毒感染、放射线照射等诱发因素。

(5)在重症感染时合理使用抗生素,必要时鞘内注射。

(6)精神障碍的治疗可对症,但意识障碍时抗精神病药须慎用,幻觉、妄想、兴奋、躁动时可选用相应的抗精神病药物,但剂量宜小。

二、各类贫血所致的精神障碍

贫血通常是一种症状,贫血可根据病因学和形态学不同分为很多类型,各自的病理机制也不同,但归纳起来主要是三大类:造血不良(缺铁性贫血、再生障碍性贫血等)、红细胞过度破坏(各种溶血性贫血)及急慢性失血性贫血。各类贫血均可因其血液携氧力降低,脑细胞供血不足致使脑细胞缺血、缺氧,产生一些共同的临床症状,但由于原发疾病的性质、发病速度及患者年龄等不同,表现也各异。

(一)缺铁性贫血所致的精神障碍

缺铁性贫血是各类贫血中较为常见的一种。一般由于摄入不足、吸收不良、子宫出血、营养不良及钩虫感染等原因引起,以青年女性居多。由于体内贮存的铁缺乏,影响了血红蛋白的合成,其产生的神经精神症状与贫血引起的脑水肿或脑缺氧有关。此外,由于缺铁使体内许多临床重要代谢酶的活性减低,使细胞功能减退,体内含铁酶类缺乏,可产生细胞线粒体肿胀,也可产生神经精神症状。精神障碍的轻重一般与贫血程度呈平行消长关系。另外,精神障碍的发生也和患者的整体功能状态有关。

1.临床表现

(1)精神障碍:①早期出现类神经症症状,如头昏、头痛、失眠、情感不稳、记忆力减退、精神萎靡等;②情感障碍,以抑郁状态多见,患者少动、悲伤、消极、寡言等;③在重症贫血时可出现幻听,是缺铁性贫血所致的精神障碍中的常见症状,其中以真性、言语性、评论性幻听为多见,幻视很少出现,常伴有关系、自责妄想等;④缺铁性贫血患者往往有异食症,缺铁性贫血患者在饥饿时,枸橼酸及三磷酸腺苷移向摄食中枢,使乙酰胆碱形成增多,刺激食欲中枢,引起异常兴奋。

(2)神经症状:头痛、耳鸣、失神或晕厥发作,肌张力减退等。

2.治疗和预后

(1)寻找引起贫血的原因,进行针对性的治疗。

(2)对症治疗:注意改善饮食,给予易消化、高维生素、高蛋白质的饮食,适度注意休息,减少机体的消耗。给予含铁制剂及多种维生素治疗,包括维生素 B_1、维生素 B_6、维生素 B_{12}、叶酸、肝精等。必要时可输血。

(3)精神症状的处理可对症用抗焦虑、抗抑郁、抗精神病药。

(二)再生障碍性贫血(再障)所致的精神障碍

再障是由骨髓造血功能障碍引起的贫血,再障的发病原因未明者称原发性再障;而由明确的化学、物理或生物的毒性因素引起对骨髓造血功能损害者,称为继发性再障,通常是由硝基苯类(塑料、油漆)、汞、铅、氯霉素、磺胺、抗精神病药和放射性物质等引起。再障的发病机制尚未完全清楚,主要是造血干细胞缺乏,造血微环境缺陷及免疫功能异常。上述几种因素可以同时存在于一个患者身上。再障的临床表现取决于骨髓受累的程度和速度。急性起病者(急性再障)常伴有严重感染和出血,病情凶猛、预后较差。慢性起病者(慢性再障)以慢性贫血为主,经恰当治疗预后较好。

1.临床表现

(1)精神障碍:①类神经症症状,包括神经衰弱综合征、癔症样发作等;②情感障碍,抑郁状态、躁狂状态等均可出现;③幻觉妄想状态,幻视、幻听,可伴有被害妄想等;④意识障碍,大多出现在晚期和伴有中枢神经系统出血病例,可出现谵妄或错乱状态,甚至昏迷。

(2)神经症状:耳鸣、失神、痉挛发作、脑膜刺激征、颅内压增高症、瘫痪、眼底出血、脑出血等。

2.防治

(1)继发性者首先在于预防和去除病因,进行早期治疗。

(2)不论原发或继发贫血都要预防和控制感染及防止出血。

（3）一般治疗：可根据情况给予输血或止血，可应用激素治疗。

（4）精神障碍：可对症治疗。

（三）溶血性贫血所致的精神障碍

溶血性贫血是指红细胞在体内破坏加速，骨髓造血功能代偿不足时所发生的一类贫血，其原因有红细胞内在缺陷（多为遗传性如地中海贫血），也有后天获得性（如阵发性睡眠血红蛋白尿）。促进红细胞破坏的外来因素有感染、中毒、自身免疫性溶血病，机械性物理、化学、生物学（如食用蚕豆）等因素。正常红细胞在体内的平均寿命为 120 天，成人骨髓的代谢能力可达正常的 6～8 倍，只有在红细胞寿命明显缩短时才会出现贫血。根据起病的急缓，可将溶血性贫血分为急性和慢性两类，后者如果骨髓及心血管代偿功能良好，可不出现症状，称之为代偿性溶血病。

1.临床表现

（1）精神障碍：以精神发育迟滞及智力障碍较为突出，急性病例也可出现意识障碍。

（2）神经症状：如发生在儿童则以锥体外系症状为主，如肌强直、舞蹈样运动、言语发育迟缓、四肢痉挛性瘫痪及其他中枢神经局灶症状。

2.防治

早期换血有望避免发生严重神经精神症状；防止和去除可能诱发溶血的因素，如某些药物等；G6PD 缺乏症的患者避免食用蚕豆。

（四）巨幼细胞贫血所致的精神障碍

巨幼细胞贫血（既往称为恶性贫血）主要是指由于叶酸、维生素 B 缺乏或其他原因引起细胞内核糖核酸合成障碍而发生的一类贫血。临床上除贫血外有消化道症状、维生素 B_{12} 缺乏者神经症状表现更为突出。

1.病因和发病机制

（1）叶酸缺乏的原因：摄入不足是主要原因，多数与营养不良、喂养不当、偏食及食物蒸煮过度有关；妊娠、哺乳、甲亢、恶性肿瘤等需要量增加时；小肠炎症、慢性腹泻等吸收不良时；当应用影响叶酸代谢或吸收的药物（如甲氨蝶呤）时。

（2）维生素 B 缺乏的主要原因是胃肠功能紊乱，吸收不良，也有因需要量增加相对摄入不足者。

（3）发病机制：叶酸及维生素 B_{12} 是核酸代谢过程中的重要辅酶，可使 DNA 合成障碍，由于 DNA 缺乏，影响神经长轴的代谢而发生神经变性。维生素 B_{12} 参与体内甲基移换反应及叶酸相互转化的过程，有人提出甲基丙二酸辅酶 A 的转换障碍使血内甲基丙二酸盐增多，沉着于神经组织引起神经系统变性，也有认为维生素 B_{12} 与体内氰代谢有关，氰的积聚也可损害脑组织引起精神障碍。

2.临床表现

（1）精神障碍：精神障碍并不多见，但多种多样。包括意识障碍、嗜睡、谵妄、蒙眬状态；急性幻觉症、幻觉妄想综合征；健忘综合征；情感不稳、多变、易激惹，或抑郁、焦虑、欣快、躁狂状态等，后期出现痴呆状态。精神症状可与贫血同时出现，也可在贫血前，也有出现在贫血后，与贫血的严重程度并不平行。

（2）神经症状：神经症状出现概率很高，占 70%～90%，其中以神经症状为首发者占 25%，可引起末梢神经变性、脊髓亚急性联合变性和脑组织的损害等。

3.治疗

（1）积极治疗原发病，去除病因。

（2）补充维生素 B_{12} 及叶酸。恶性贫血或胃切除后的患者需长期接受维持治疗，有神经系统症状者剂量要大。但补充叶酸可导致维生素 B_{12} 的缺乏，此时患者血象可一过性改善，但中枢神经症状却仍存在或继续加重，故应用叶酸前要排除维生素 B_{12} 缺乏的可能。

（3）精神障碍一般无须特殊处理，也可对症治疗，应用抗焦虑、抗抑郁等药物。

（五）弥漫性血管内凝血所致的精神障碍

弥漫性血管内凝血（DIC）是多种病因引起的广泛血管内凝血和继发性出血综合征。其特点为在血液微循环中凝固形成弥漫性微血栓，消耗大量凝血因子和血小板，引起继发性纤维蛋白溶解和微循环障碍，导致出血、休克、栓塞和溶血等一系列病变，上述变化影响中枢神经系统而产生各种神经精神症状。其病因与多种疾病有关，主要发生于恶性肿瘤、白血病、严重感染、子痫、广泛性手术等过程中。

精神神经障碍，以急性脑病综合征居多，临床出现嗜睡、昏睡、谵妄及不同程度的昏迷，其他尚有焦虑发作、妄想等。上述症状多为一过性，若经恰当治疗，随着病情的改善临床症状也随着缓解。

第四章　心境障碍

第一节　躁狂症

躁狂症(mania)在中国精神疾病分类与诊断标准第三版(CCMD-3)中,作为心境(情感)障碍中的一个独立单元,与双相障碍并列。以情感高涨或易激惹为主要临床症状,伴随精力旺盛、言语增多、活动增多,严重时伴有幻觉、妄想、紧张症状等精神病性症状。躁狂发作时间需持续一周以上,一般呈发作性病程,每次发作后进入精神状态正常的间歇缓解期,大多数患者有反复发作倾向。

一、发病病因和发病机制

(一)生物学因素

(1)神经生化:精神药理学研究和神经递质代谢研究证实,患者存在中枢神经递质代谢异常和相应受体功能改变。5-羟色胺(5-HT)功能活动缺乏可能是双相障碍的基础,是易患双相障碍的素质标志;去甲肾上腺素(NE)功能活动降低可能与抑郁发作有关,去甲肾上腺素功能活动增强可能与躁狂发作有关;γ-氨基丁酸(GABA)是中枢神经系统抑制性神经递质,可能存在功能活动异常,因作用于此神经递质的抗癫痫药可以作为心境稳定剂,有效治疗躁狂症和双相障碍。

(2)第二信使平衡失调:第二信使是细胞外信息与细胞内效应之间不可缺少的中介物。

(3)神经内分泌功能失调:主要是下丘脑-垂体-肾上腺皮质轴和下丘脑-垂体-甲状腺轴的功能失调。

(二)遗传学因素

家系调查发现,双相Ⅰ型障碍先证者的一级亲属中双相障碍的发病率,较正常人的一级亲属中发病率高数倍,血缘关系越近,患病率越高。目前,有关双相障碍遗传方式倾向为多基因遗传。

(三)心理社会因素

不良的生活事件和环境应激事件可以诱发情感障碍的发作,如失业、失恋、家庭关系不好、长时期高度紧张的生活状态等。遗传因素在情感障碍发病中可能导致一种易感素质,而具有这种易感素质的人在一定的环境因素促发下发病。

二、疾病分类

目前在临床上常用的精神疾病诊断分类标准包括：中国精神疾病分类与诊断标准第三版（CCMD-3），精神疾病的国际分类法系统（ICD-11），美国分类法系统（DSM-IV）。《中国精神障碍分类与诊断标准》第三版（CCMD-3）中关于躁狂症分类如下。

轻性躁狂症（轻躁狂）：无精神病性症状的躁狂症；有精神病性症状的躁狂症。

复发性躁狂：复发性躁狂症，目前为轻躁狂；复发性躁狂症，目前为无精神病性症状的躁狂；复发性躁狂症，目前为有精神病性症状的躁狂。

三、临床表现

（一）常见表现

核心症状为异乎寻常的心情高兴，轻松愉快，无忧无虑，笑容满面，兴高采烈，没有难事（情感高涨），有患者表现为一点小事或稍不随意就大发脾气（易激惹），在严重的易激惹情况下可能出现冲动行为。

思维联想加快，言语增多，一句接一句，出口成章，滔滔不绝，内容丰富，诙谐幽默（思维奔逸），患者自身感到脑子变得非常灵敏、聪明、反应迅速。自我感觉良好，夸大自己的能力、财力、地位，认为自己有本事，可以做大事、挣大钱（夸大妄想）。

患者活动多，好交往，好管闲事，要干大事，要做许多事，不停忙碌（意志行为增强）。精力旺盛，睡眠需要减少，不知疲倦。做事有头无尾，易被周围发生的事吸引而转移注意力（随境转移），对结局过于乐观、行为草率、不顾后果。好花钱，追求享乐，随意挥霍。易与周围发生冲突，产生冲动行为。性欲增强、性行为轻率。

躁狂状态时，患者自我感觉良好，通常对自己病情没有认识能力，即对自身疾病无自知力。

情感高涨或易激惹是躁狂状态特征性表现，伴随思维奔逸、意志行为增强。表现为协调性精神运动性兴奋，即情绪、内心体验、意志行为之间协调一致，并与周围环境相协调。严重时可表现出不协调症状，言语凌乱、行为紊乱，幻觉、妄想等精神病性症状。

（二）病程特征和典型表现

发病年龄早，多在45岁以前发病，首次躁狂发作多发生在青年期，起病较急，可在数日内发展到疾病状态。成人发病者需仔细询问既往是否有不典型的、轻度而短暂的抑郁，如果有，应诊断为双相障碍。

典型发作表现：呈发作性病程，间歇期正常，易反复发作。躁狂发作时，情感高涨，言语增多，活动增多，即协调性精神运动性兴奋。

四、疾病危害

躁狂障碍如不治疗，易反复发作，长期的反复发作，导致患者疾病慢性化、人格改变和社会功能受损。由于病前的人格和疾病症状的影响，患者酒精依赖、物质滥用、药物依赖发生率高。躁狂状态时，由于易激惹、冲动控制能力弱，判断力受损而做出非理智行为，有可能出现行为轻率、不顾后果，随意挥霍、盲目投资，乱交友、乱性行为，伤人、毁物。因此，一旦确诊躁狂状态积极治疗,避免不良的后果发生。

五、诊断要点

(1)符合躁狂发作的症状标准、严重程度标准和排除标准。

(2)过去无单独的抑郁发作或躁狂发作之后无抑郁症状。

(3)注意勿遗漏轻性抑郁发作、隐匿性抑郁发作病史。

六、治疗原则

(一)抗躁狂剂及其他相关药物

这一类以控制躁狂状态为主要用途的药物有锂盐、抗惊厥剂等。无论是初次发作或复发的治疗均力求系统和充分,以获得较好的临床缓解,即需足剂量、足疗程;小量开始、逐渐增减药量;及时有效地处理药物不良反应;注意个体差异。几种常用药物举例如下。

(1)锂盐:常用剂量为 $1.0\sim2.5$ g/d,应在口服某固定剂量达 3 日以上检测血药浓度。有效治疗血药浓度为 $0.8\sim1.2$ mmol/L;维持治疗血药浓度为 $0.4\sim0.8$ mmol/L;若血药浓度大于 1.5 mmol/L 时,可能有中毒的表现,应密切观察,及时处理。

(2)抗惊厥剂:如丙戊酸钠及卡马西平,在临床上可代替锂盐来治疗躁狂急性发作及预防复发,尤对难治性躁狂有明显治疗效果。丙戊酸钠和卡马西平的常用剂量分别为 $900\sim2400$ mg/d 和 $600\sim1200$ mg/d。

(二)抗精神病药物

某些有明显镇静作用的抗精神病药物,如氯丙嗪、氟哌啶醇及氯氮平等可治疗躁狂。尤对过度兴奋的躁狂或伴有精神病性症状的患者,多采用与抗躁狂药物合用。一旦兴奋状态或精神病性症状得到控制,抗精神病药物应逐渐减量并停用。

(三)苯氮杂卓类

某些抗癫痫药物,如氯硝西泮及劳拉西泮等,均具有明显抗躁狂作用,疗效与抗精神病药物相似。但它们不是抗躁狂一线药物。

(四)电抽搐治疗(ECT)

用于控制严重的躁狂运动性兴奋有良好疗效。一般用于合并治疗,每周 $2\sim3$ 次,$6\sim12$ 次为一疗程。

第二节　抑　郁　症

抑郁症又称抑郁障碍,以显著而持久的心境低落为主要临床特征,是心境障碍的主要类型。临床可见心境低落与其处境不相称,情绪的消沉可以从闷闷不乐到悲痛欲绝,自卑抑郁,甚至悲观厌世,可有自杀企图或行为,甚至发生木僵。部分病例有明显的焦虑和运动性激越,严重者可出现幻觉、妄想等精神病性症状。每次发作持续至少 2 周、长者甚或数年,多数病例有反复发作的倾向,每次发作大多数可以缓解,部分可有残留症状或转为慢性。

一、病因和相关因素

迄今,抑郁症的病因并不非常清楚,但可以肯定的是,生物、心理与社会环境诸多方面因素参与了抑郁症的发病过程。生物学因素主要涉及遗传、神经生化、神经内分泌、神经再生等方面;与抑郁症关系密切的心理学易患素质是病前性格特征,如抑郁气质。成年期遭遇应激性的生活事件,是导致出现具有临床意义的抑郁发作的重要触发条件。然而,以上这些因素并不是单独起作用的,强调遗传与环境或应激因素之间的交互作用,这种交互作用的出现时点在抑郁症发生过程中具有重要的影响。

(一)遗传学

研究表明,抑郁症患者亲属患病率比普通家庭高 10～30 倍,且血缘关系越近,患病率越高。由此可以看出,抑郁症与遗传关联密切。

现已发现,染色体 1p、1q、2q、4q、5q、8q、10p、10q、10q、11p、11q、15q、19p 和 Xq 上共 19 个区域和重度抑郁症有显著连锁,其中 10 个区域为强连锁。一般来说,跟抑郁症相关的生理结构,其基因往往也跟抑郁症有关联。比如 *CRHR1*、*FKBP5* 等(与 HPA 轴有关)、*BDNF*(*Val66Met*)等(与脑源性神经营养因子 BDNF 有关)等。

(二)表观遗传学

DNA 甲基化是有丝分裂后细胞一个相对稳定的基因表达调控方式,可能在应激引起的异常方面参与基因表达的长期改变。人们已经发现,部分抑郁症相关因素与 HPA 轴相关基因、前额皮层 p11 启动子区、胶质细胞源性神经营养因子启动子区等的甲基化有关,在参与 HPA 反应及抗抑郁治疗的启动子区,某些部位甲基化水平发生了改变。比如,慢性社会失败应激引起的抑郁样症状伴随了促肾上腺皮质激素释放因子(CRF)的上调,并引起 CRF 基因启动子区 DNA 甲基化的减少,这个效应可以被丙咪嗪逆转。

二、临床表现

抑郁症可以表现为单次或反复多次的抑郁发作,以下是抑郁发作的主要表现。

(一)心境低落

主要表现为显著而持久的情感低落,抑郁悲观。轻者闷闷不乐、无愉快感、兴趣减退,重者痛不欲生、悲观绝望、度日如年、生不如死。典型患者的抑郁心境有晨重夜轻的节律变化。在心境低落的基础上,患者会出现自我评价降低,产生无用感、无望感、无助感和无价值感,常伴有自责自罪,严重者出现罪恶妄想和疑病妄想,部分患者可出现幻觉。

(二)思维迟缓

患者思维联想速度缓慢,反应迟钝,思路闭塞,自觉"脑子好像是生了锈的机器""脑子像涂了一层糨糊一样"。临床上可见主动言语减少,语速明显减慢,声音低沉,对答困难,严重者交流无法顺利进行。

(三)意志活动减退

患者意志活动呈显著持久的抑制。临床表现行为缓慢,生活被动、疏懒,不想做事,不愿和周围人接触交往,常独坐一旁,或整日卧床,闭门独居,疏远亲友,回避社交。严重时连吃、喝等生理需要和个人卫生都不顾,蓬头垢面、不修边幅,甚至发展为不语、不动、不食,称为"抑郁性木僵",但仔细精神检查,患者仍流露痛苦抑郁情绪。伴有焦虑的患者,可有坐立不安、手指抓握、搓手顿足或踱来踱去等症状。严重的患者常伴有消极自杀的观念或行为。消极悲观的思想及自责自罪、缺乏自信心可萌发绝望的念头,认为"结束自己的生命是一种解脱""自己活在世上是多余的人",并会使自杀企图发展成自杀行为。这是抑郁症最危险的症状,应提高警惕。

（四）认知功能损害

研究认为抑郁症患者存在认知功能损害。主要表现为近事记忆力下降、注意力障碍、反应时间延长、警觉性增高、抽象思维能力差、学习困难、语言流畅性差、空间知觉、眼手协调及思维灵活性等能力减退。认知功能损害导致患者社会功能障碍,而且影响患者远期预后。

（五）躯体症状

主要有睡眠障碍、乏力、食欲减退、体重下降、便秘、身体任何部位的疼痛、性欲减退、阳痿、闭经等。躯体不适的体诉可涉及各脏器,如恶心、呕吐、心慌、胸闷、出汗等。自主神经功能失调的症状也较常见。病前躯体疾病的主诉通常加重。睡眠障碍主要表现为早醒,一般比平时早醒2～3小时,醒后不能再入睡,这对抑郁发作具有特征性意义。有的表现为入睡困难,睡眠不深;少数患者表现为睡眠过多。体重减轻与食欲减退不一定成比例,少数患者可出现食欲增强、体重增加。

三、检查

对疑为抑郁症的患者,除进行全面的躯体检查及神经系统检查外,还要注意辅助检查及实验室检查。迄今为止,尚无针对抑郁障碍的特异性检查项目。因此,目前的实验室检查主要是为了排除物质及躯体疾病所致的抑郁症。地塞米松抑制试验(DST)和促甲状腺素释放激素抑制试验(TRHST)对诊断抑郁症具有一定的意义。

四、诊断要点

(1)符合抑郁发作的症状标准、严重程度标准和排除标准。
(2)过去无躁狂发作的依据。
(3)注意勿遗漏轻性躁狂发作病史。
(4)需详细了解家族成员中是否有情感障碍发作的患者。

五、治疗原则

（一）抗抑郁药

主要用于各类抑郁症,使用时应密切观察抗抑郁药所诱发的躁狂或轻躁狂发作情况。若患者有双相情感障碍的家族史时最好合并使用锂盐或其他具有抗躁狂作用药物。常用的药物有以下四类。

(1)三环类:如丙米嗪、氯米帕明、阿米替林、多虑平等。其中丙米嗪、氯米帕明振奋作用明显,可用于伴迟滞的抑郁症患者;阿米替林具有镇静作用,可用于伴焦虑、激越的抑郁症患者。

常用剂量为 50～300 mg/d。

（2）四环类：如马普替林等，对各类抑郁症均有效，疗效与三环类药物相当。常用剂量为 50～200 mg/d。

（3）可逆行选择性单胺氧化酶抑制剂：如吗氯贝胺等，可用于各年龄组。常用剂量为 300～600 mg/d。

（4）选择性 5-羟色胺再吸收抑制剂类：如氟西丁、帕罗西丁、舍曲林等，可用于各年龄组。氟西丁和帕罗西丁的常用剂量为 20～40 mg/d，舍曲林为 50 mg/d。

（二）抗精神病药物

某些有振奋作用的抗精神病药物，如舒必利有轻度抗抑郁作用，可单用治疗抑郁症，但效果不如抗抑郁药。

（三）苯氮杂卓类

某些抗焦虑药物，如阿普唑仑，具有抗焦虑及抗抑郁双重作用，在大于治疗焦虑一倍的剂量下可治疗抑郁症。

（四）电抽搐治疗（ECT）

用于解除抑郁症患者严重自杀企图、拒食、抑郁木僵等症状有良好疗效。一般用于合并治疗，每周 2～3 次，6～12 次为一疗程。

（五）心理治疗

主要用于抑郁症，有心理咨询、支持性心理治疗、长程心理治疗、短程心理治疗等。可帮助消除患者病后的思想顾虑和精神负担，有助于提高康复后的生活质量和社会功能。

（六）难治性抑郁症的治疗

难治性抑郁症是指至少经过两种不同类型的抗抑郁药的充分治疗，即足剂量治疗 4～6 周以上仍反应不良者。治疗前需了解当前药物治疗的剂量和既往药物治疗是否充分；各种药物治疗的疗程是否充分；患者是否已理解药物治疗的方案并能遵从医嘱服药。还需考虑是否有诊断错误、药物选择不当、血药浓度太低、药物代谢快、降解迅速、血清蛋白过高与有活性的抗抑郁药物结合过多、甲状腺疾病、使用了巴比妥类等诱导转氨酶的药物等干扰因素。常用的治疗方法有以下几种。

（1）加大原有抗抑郁药的剂量继续治疗。

（2）改换同类型的另一种抗抑郁药。

（3）选用其他类型的抗抑郁药。

（4）联合治疗，如三环抗抑郁药加碳酸锂、三环抗抑郁药加甲状腺激素、三环抗抑郁药加单胺氧化酶抑制剂等。

（5）电痉挛治疗。

（6）卡马西平。

（7）中枢神经兴奋剂，如利它林可作为附加药物使用。

第三节　双相情感性精神障碍

双相障碍(BP)属于心境障碍的一种类型,指既有躁狂发作又有抑郁发作的一类疾病。

双相障碍原因未明,生物、心理与社会环境诸多方面因素参与其发病过程,目前强调遗传与环境或应激因素之间的交互作用,这种交互作用的出现时点在双相障碍发生过程中具有重要的影响,临床表现按照发作特点可以分为抑郁发作、躁狂发作或混合发作。

一、病因

双相障碍病因未明,生物、心理与社会环境诸多方面因素参与其发病过程。生物学因素主要涉及遗传、神经生化、神经内分泌、神经再生等方面;与双相障碍关系密切的心理学易患素质是环性气质。应激性生活事件是重要的社会心理因素。然而,以上这些因素并不是单独起作用的,目前强调遗传与环境或应激因素之间的交互作用,这种交互作用的出现时点在双相障碍发生过程中具有重要的影响。

二、临床表现

双相障碍的临床表现按照发作特点可以分为抑郁发作、躁狂发作或混合发作。

(一)抑郁发作

双相抑郁发作与单相抑郁发作的临床症状及生物学异常相似而难以区分,双相抑郁因表现不典型往往被忽视。正确诊断双相抑郁障碍是合理治疗的前提。两者的治疗方案及预后转归存在明显差异,两者的差异主要表现在以下几方面。

(1)人口学特征:①性别,单相抑郁女性患病率几乎是男性的2倍,但在双相障碍患者中性别差异不明显。②年龄,双相障碍平均发病年龄为30岁,单相抑郁症为40岁,前者明显早于后者,尤其是25岁以前起病的首发抑郁是双相抑郁的重要预测因素。③家族史,家系调查和双生子研究已经证实双相障碍的家族聚集性,与单相抑郁相比,双相障碍(尤其是双相Ⅰ型)患者的家系传递与遗传因素的关系更密切。

(2)抑郁发作的特征:①病程特点,与单相抑郁相比,双相抑郁起病较急,病程较短,反复发作较频繁。②症状特征,双相抑郁区别于单相抑郁的特征包括情绪的不稳定性、易激惹、精神运动性激越、思维竞赛/拥挤、睡眠增加、肥胖/体重增加、注意力不集中、更多的自杀观念、共病焦虑及物质滥用(烟草、酒精、毒品等)。

(二)躁狂发作

(1)心境高涨:自我感觉良好,整天兴高采烈,得意扬扬,笑逐颜开,具有一定的感染力,常博得周围人的共鸣,引起阵阵的欢笑。有的患者尽管心境高涨,但情绪不稳,变幻莫测,时而欢乐愉悦,时而激动暴怒。部分患者则以愤怒、易激惹、敌意为特征,甚至可出现破坏及攻击行为,但常常很快转怒为喜或马上赔礼道歉。

（2）思维奔逸：反应敏捷、思潮汹涌，有很多的计划和目标，感到自己舌头在和思想赛跑，言语跟不上思维的速度，言语增多、滔滔不绝、口若悬河、手舞足蹈、眉飞色舞，即使口干舌燥、声音嘶哑，仍要讲个不停，信口开河，内容不切实际，经常转换主题，目空一切、自命不凡、盛气凌人、不可一世。

（3）活动增多：精力旺盛、不知疲倦、兴趣广泛、动作迅速、忙忙碌碌、爱管闲事，但往往虎头蛇尾、一事无成、随心所欲、不计后果，常挥霍无度、慷慨大方，为了吸引眼球过度修饰自己，哗众取宠、专横跋扈、好为人师，喜欢对别人颐指气使、举止轻浮，常出入娱乐场所，招蜂引蝶。

（4）躯体症状：面色红润，双眼炯炯有神，心率加快，瞳孔扩大。睡眠需要减少，入睡困难，早醒，睡眠节律紊乱；食欲亢进、暴饮暴食，或因过于忙碌而进食不规则，加上过度消耗引起体重下降；对异性的兴趣增加，性欲亢进，性生活无节制。

（5）其他症状：注意力不能集中持久，容易受外界环境的影响而转移；记忆力增强，紊乱多变；发作极为严重时，患者极度的兴奋躁动，可有短暂、片段的幻听，行为紊乱而毫无目的指向，伴有冲动行为；也可出现意识障碍，有错觉、幻觉及思维不连贯等症状，称为谵妄性躁狂。多数患者在疾病的早期即丧失自知力。

（6）轻躁狂发作：躁狂发作临床表现较轻者称为轻躁狂，患者可存在持续至少数天的心境高涨、精力充沛、活动增多、有显著的自我感觉良好，注意力不集中，也不能持久，轻度挥霍，社交活动增多，性欲增强，睡眠需要减少。有时表现为易激惹，自负自傲，行为较莽撞，但不伴有幻觉、妄想等精神病性症状。对患者社会功能有轻度的影响，部分患者有时达不到影响社会功能的程度。一般人常不易觉察。

（三）混合发作

指躁狂症状和抑郁症状在一次发作中同时出现，临床上较为少见。通常是在躁狂与抑郁快速转相时发生。例如，一个躁狂发作的患者突然转为抑郁，几小时后又再复躁狂，使人得到"混合"的印象。但这种混合状态一般持续时间较短，多数较快转入躁狂相或抑郁相。混合发作时躁狂症状和抑郁症状均不典型，容易误诊为分裂心境障碍或精神分裂症。

三、检查

通过体格检查（包括神经系统检查）排除可能由躯体疾病或物质依赖所致的双相障碍。部分双相障碍患者（尤以女性）可能有甲状腺功能减退，因此应做甲状腺功能测定。对过度兴奋及进食不好者应注意水、盐代谢及酸碱平衡的了解。心理学测试、神经生化、神经电生理和脑影像学等辅助检查结果可供参考。在治疗过程中进行药物血浓度测定，以保证疗效、监测毒副反应及治疗依从性。

四、诊断要点

（1）至少符合下列两项中的一项：过去曾有躁狂发作，本次为符合诊断标准的抑郁发作；过去曾有抑郁发作，本次为符合诊断标准的躁狂发作。

（2）需注明是否躁狂相、抑郁相、混合相、快速循环型等目前状况。

（3）注意勿遗漏轻性躁狂、轻性抑郁发作、隐匿性抑郁发作病史。

（4）需详细了解患者家族成员中是否有精神障碍,尤其是情感障碍的患者。

（5）区分是否为双相Ⅰ型、双相Ⅱ型或双相Ⅲ型。

五、治疗原则

（一）抗躁狂剂及其他相关药物

这一类以控制躁狂状态为主要用途的药物有锂盐、抗惊厥剂等。无论是初次发作或复发的治疗均力求系统和充分,以获得较好的临床缓解,即需足剂量、足疗程;小量开始,逐渐增减药量;及时有效地处理药物副作用;注意个体差异。几种常用药物举例如下。

（1）锂盐:主要用于躁狂急性发作及预防双相心境障碍患者躁狂及抑郁的复发。由于双相障碍绝大多数系反复发作者,故需长程治疗。常用剂量为 1.0～2.5 g/d,应在口服某固定剂量达 3 日以上检测血药浓度。有效治疗血药浓度为 0.8～1.2 mmol/L;维持治疗血药浓度为 0.4～0.8 mmol/L;若血药浓度大于 1.5 mmol/L 时,可能有中毒的表现,应密切观察,及时处理。

（2）抗惊厥剂:如丙戊酸钠及卡马西平,在临床上可代替锂盐来治疗躁狂急性发作及预防复发。尤对难治性躁狂及双相快速循环型有明显治疗效果。丙戊酸钠和卡马西平的常用剂量分别为 900～2400 mg/d 和 600～1200 mg/d。

（二）抗抑郁药

主要用于各类抑郁症,若用于双相障碍的抑郁发作时必须合并使用锂盐或其他具有抗躁狂作用药物。常用的药物有以下 4 类。

（1）三环类:如丙米嗪、氯米帕明、阿米替林、多虑平等。其中丙米嗪、氯米帕明振奋作用明显,可用于伴迟滞的抑郁症患者;阿米替林具有镇静作用,可用于伴焦虑、激越的抑郁症患者。常用剂量为 50～300 mg/d。

（2）四环类:如马普替林等,对各类抑郁症均有效,疗效与三环类药物相当。常用剂量为 50～200 mg/d。

（3）可逆行选择性单胺氧化酶抑制剂:如吗氯贝胺等,可用于各年龄组。常用剂量为 300～600 mg/d。

（4）选择性 5-羟色胺再吸收抑制剂类:如氟西丁、帕罗西丁、舍曲林等,可用于各年龄组。氟西丁和帕罗西丁常用剂量为 20～40 mg/d,舍曲林为 50 mg/d。

（三）抗精神病药物

（1）某些有振奋作用的抗精神病药物,如舒必利有轻度抗抑郁作用,可单用治疗抑郁症,但效果不如抗抑郁药。

（2）某些有明显镇静作用的抗精神病药物,如氯丙嗪、氟哌啶醇及氯氮平等可治疗躁狂。尤对过度兴奋的躁狂或伴有精神病性症状的患者,多采用与抗躁狂药物合用。一旦兴奋状态或精神病性症状得到控制,抗精神病药物应逐渐减量并停用。

（四）苯氮杂卓类

（1）某些抗癫痫药物,如氯硝西泮及劳拉西泮等,均具有明显抗躁狂作用,疗效与抗精神病药物相似,但它们不是抗躁狂一线药物。

（2）某些抗焦虑药物，如阿普唑仑，具有抗焦虑及抗抑郁双重作用，在大于治疗焦虑1倍的剂量下可治疗抑郁症。

（五）电抽搐治疗（ECT）

用于解除抑郁症患者严重自杀企图、拒食、抑郁木僵等症状及控制严重的躁狂运动性兴奋有良好疗效。一般用于合并治疗，每周2～3次，6～12次为一疗程。

（六）心理治疗

主要用于抑郁症，有心理咨询、支持性心理治疗、长程心理治疗、短程心理治疗等。可帮助消除患者病后的思想顾虑和精神负担，有助于提高康复后的生活质量和社会功能。

（七）快速循环型的治疗

快速循环型是指每年至少有四次符合诊断标准的躁狂和抑郁反复发作，每次循环周期不短于48小时者。此型处理的最大困难是多数患者在用锂盐或抗精神病药物不能阻止其频繁发作，只能减轻症状，故被认为是难治的心境障碍。在临床上应对易感患者（如有甲状腺功能减退或绝经期的女性，或单项抑郁有躁狂家族史，或环性心境障碍，或情感旺盛素质及双相Ⅱ型者，在长期使用三环、四环类抗抑郁药后易于促发次型）不要单独使用三环、四环类抗抑郁药；如果已用抗抑郁药，一旦发现有转躁狂现象应立即停用，改用锂盐、卡马西平、丙戊酸钠单用或两种合并使用，防止快速循环型发作。治疗上应尽可能使用多种方法阻断其发作，坚持长程维持治疗，至少稳定两年后才考虑是否逐渐停药观察。常用治疗方法如下。

（1）继续锂盐治疗：锂盐治疗是两种以上药物治疗时的基础治疗药物，它在联合治疗中有相互增加疗效的作用。

（2）卡马西平：对锂治疗无效者改单用此药常有效，但与锂盐合用效果更好。

（3）丙戊酸钠：对部分锂盐、卡马西平单用或合并使用无效的患者，改用此药合并锂盐有效。应注意孕妇前三个月宜避免使用此药。

（4）甲状腺素：一般多在其他治疗效果不好时作为一种辅助治疗手段使用。

（5）电抽搐治疗：在各种治疗措施效果均不理想时，可给予6～8次ECT。如合并锂盐治疗，宜于ECT三天前停用锂盐，以免出现锂神经毒性反应。

第五章　神经症性障碍

第一节　神　经　衰　弱

神经衰弱是一种以脑力和体力的虚弱感为特征的神经症。本症缺乏躯体疾病的基础,病前存在持久的情绪紧张和精神压力等应激因素。

一、临床特点

(1)脑力工作者患病居多,缓慢起病,长期的脑力活动过度紧张,或者存在持久的心理冲突,常为发病的条件。

(2)衰弱症状是本病的基本症状,包括脑力和体力的衰弱。特征是脑力不济、不能用脑、脑子极易疲劳,躯体无力,体力也极易疲劳,即使充分休息也不能消除疲劳。

(3)兴奋症状,表现为精神容易兴奋,尤其在入睡前明显,上床睡觉又觉脑子兴奋。有的患者对声音、光亮特别敏感。

(4)容易烦恼和易激惹,伴有焦虑和抑郁。

(5)常有紧张性头痛感,有腰酸背痛或四肢肌肉疼痛,以及头昏、眼花、耳鸣、心悸等心理生理障碍。

(6)睡眠障碍,最常见的是入睡困难、多梦、易醒,感到睡眠很浅,睡醒后并不解乏,因此白天困倦,却又不易瞌睡。

(7)病程持续或时轻时重,及时适切的治疗,预后较好。

二、药物治疗

神经衰弱患者的衰弱现象还常伴有抑郁和焦虑等情绪症状,如许多患者总有躯体症状和烦恼的睡眠障碍,因此,从对症治疗的角度来看,依然是抗焦虑、抗抑郁药的适应证。

(一)抗焦虑抑郁药物

比较适宜应用抗抑郁药中具有较强抗焦虑作用的药物,如:SSRIs 中的帕罗西汀(20 mg/晚)、舍曲林(50 mg/d)、氟伏沙明(50～100 mg/d)和西酞普兰(20～40 mg/d)等药物。SNRIs 的文拉法辛(普通剂型 25～75 mg/d,缓释剂每晚 75 mg)。TCAs 的阿米替林(每晚 25～50 mg)和多塞平(每晚 25～50 mg)。其他药物如米氮平(每晚 15～30 mg)、曲唑酮(每晚

50 mg)。此二药也可配合上述药物作安眠药使用。苯二氮䓬类的阿普唑仑(0.4 mg,一日 2次)、劳拉西泮(0.5 mg,一日 2 次)等。

(二)安眠药物

神经衰弱患者的睡眠障碍有多种形式,常呈现入睡困难、浅睡多梦和易醒。患者常把睡眠障碍视为大问题,如若能改善睡眠,对患者的治疗有一定的积极作用。因此,在应用抗焦虑抑郁药的同时,应设法改善睡眠。上述的抗焦虑抑郁药物,许多本身就是很好的安眠药物,如米氮平、曲唑酮、多塞平等,但有时需加用其他安眠药物。常用安眠药物为苯二氮䓬类的三唑仑(Triazolam,每晚 0.5～1 mg)、咪达唑仑(Midazolam,每晚 15～30 mg)、氯硝西泮(每晚 2 mg)等。为防止这类药物的依赖成瘾,应短期和交替使用。其他安眠药物,如唑吡坦(Zolpidem,每晚 10 mg)和佐匹克隆(Zopiclone,每晚 7.5 mg)等。这些药物有较强的催眠作用,对 REM 睡眠的影响较少,很少出现宿醉现象,也不易产生药物依赖性。

神经衰弱患者每晚可口服 10～15 mL 的 10% 水合氯醛。水合氯醛是一种很老的安眠药物,尽管口味不太好,然而催眠安眠效果是很好的。氯氮平为抗精神病药物,有明显的镇静作用,对顽固失眠者睡前应用 12.5～25 mg 常可有效。

(三)黛力新

黛力新具有抗抑郁、抗焦虑和兴奋特性。现广泛用于治疗神经衰弱。服用方法为每天 2片,早晨及中午各 1 片,部分病例剂量可加至每日 3～4 片,老年患者每晨服 1 片即可,维持量通常每日 1 片,早晨口服。该药可与上述(一)、(二)药物联合应用。

三、特殊治疗

(一)胰岛素低血糖治疗

胰岛素治疗是精神科的一种特殊治疗方法,可采用注射胰岛素后引起低血糖昏迷,来治疗精神分裂症等精神障碍。胰岛素低血糖是胰岛素昏迷疗法的一种改良,用较低剂量的胰岛素产生低血糖反应,也能治疗某些精神障碍,神经衰弱即是适应证。

胰岛素治疗的作用机制还不清楚。低血糖的生理反应,促进肾上腺素释放,导致自主神经系统兴奋,而低血糖的治疗过程中常能改善患者的营养状况。这些都可能是神经衰弱患者改善症状的因素。胰岛素低血糖对食欲不好、身体消瘦、焦虑失眠及伴有自主神经功能紊乱的神经衰弱患者,效果较好。

胰岛素低血糖治疗有较高的技术要求,必须住院,在有经验的治疗者操作下进行。通常每周治疗 6 次,30～40 次为 1 个疗程。

(二)医疗体育

适当的体育锻炼和体力劳动,对改善患者的脑衰弱症状和躯体状况有良好的作用。往往采用一些不会引起紧张乏力的活动,例如广播体操、太极拳、保健气功、瑜伽等,有利于缓解焦虑,消除疲劳。

(三)合理的生活安排

长期休息,并不能减轻疲劳,反对健康的恢复不利。应养成起居有定时、工作学习有计划、劳逸结合,有张有弛的生活习惯。

四、心理治疗

(一)集体心理治疗

可以组成一个医疗小组,向患者系统讲解有关神经衰弱的医学知识,讲解治疗方法。组织小组讨论,由医师引导患者分析各自的病情,病员间相互启发,患者主动配合,充分发挥患者主观能动作用。

(二)森田疗法

森田疗法主张"顺其自然,为则当为",是治疗神经衰弱行之有效的方法之一。

(三)综合疗法

综合疗法以心理治疗为主导,结合药物和体育治疗等,4周为一疗程,是治疗神经衰弱较好的方法。

第二节 焦 虑 症

焦虑症(anxiety)是一种以焦虑情绪为主要表现的神经症,包括急性焦虑和慢性焦虑两种临床相,常伴有头晕、胸闷、心悸、呼吸困难、口干、尿频、尿急、出汗、震颤和运动性不安等。焦虑并非实际威胁所引起,其紧张程度与现实情况很不相称。

一、病因与病理机制

焦虑症的发病与机体的素质、所处的环境均有密切关系。单卵双生子的同病率为35%,高于全部其他的神经症。精神因素在焦虑症的发病中也有重要作用,长期面临威胁或处于不利环境之中的人,更易发生焦虑症。焦虑症的发病机制虽不完全清楚,但已有如下进展。

(1)去甲肾上腺素的作用:焦虑伴有警觉程度增高和交感神经活动增强的表现,提示患者的肾上腺素能活动增加。从脑脊液、血和尿中都已寻找到有关证据。去甲肾上腺素在焦虑症中的作用还得到了药物实验的证实。研究报告称抗焦虑药物的疗效与单胺氧化酶的活性相关。某些可以降低去甲肾上腺素能活动的药物如可乐定,也有减轻焦虑的作用。

(2)5-羟色胺的作用:焦虑的动物模型提示,5-羟色胺在焦虑的消长中起重要作用。当5-羟色胺释放增加时,出现明显焦虑反应。电生理研究发现,氯氮䓬能抑制中缝背核的放电,氯硝西泮能抑制5-羟色胺神经元的放电,均能减少5-羟色胺的转换与释放,这些抗焦虑药物从另一个侧面表明了5-羟色胺在焦虑症发生中的作用。

(3)γ-氨基丁酸的作用:γ-氨基丁酸有抗焦虑的作用。研究发现苯二氮䓬类药物能增强γ-氨基丁酸的作用,而且可能是其影响焦虑的最后途径。而γ-氨基丁酸的拮抗剂,如印防己毒素、荷包牡丹碱均可阻断苯二氮䓬类的作用。

另外,尚有研究发现,广泛性焦虑症患者的血浆肾上腺素、促肾上腺皮质激素及白细胞介素-2均高于正常对照组,而皮质醇却低于对照组。待焦虑症状缓解后,上述各生理指标均恢复至正常。

二、临床表现

主要症状为焦虑的情绪体验、自主神经功能失调及运动性不安。临床上常见有急性焦虑和慢性焦虑两种表现形式。

(一)急性焦虑

急性焦虑即惊恐发作。这是一种突如其来的惊恐体验,表现为严重的窒息感、濒死感和精神失控感。患者宛如濒临末日,或奔走,或惊叫,惊恐万状、四处呼救。惊恐发作时伴有严重的自主神经功能失调,主要有三个方面:①心脏症状,胸痛、心动过速、心跳不规则;②呼吸系统症状,主要为呼吸困难;③神经系统症状,头痛、头昏、眩晕、晕厥和感觉异常。也可以有出汗、腹痛、全身发抖或全身瘫软等症状。

急性焦虑发作通常起病急速,终止也迅速。一般持续数十分钟后自行缓解。发作过后患者仍心有余悸,不过焦虑的情绪体验不再突出,而代之以虚弱无力,需经若干天才能逐渐恢复。

(二)慢性焦虑

慢性焦虑又称广泛性焦虑或自由浮游性焦虑,是焦虑症最常见的表现形式。患者长期感到紧张和不安。做事时心烦意乱、没有耐心;与人交往时紧张急切、极不沉稳;遇到突发事件时惊慌失措、六神无主,极易朝坏处着想;即便是休息时,也可能坐卧不宁,担心出现飞来之祸。患者惶惶不可终日,并非由于客观存在的实际威胁,纯粹是主观过虑。

自主神经功能失调的症状经常存在,表现为心悸、出汗、胸闷、呼吸急促、口干、便秘、腹泻、尿频、尿急、皮肤潮红或苍白。有的患者还可能出现阳痿、早泄、月经紊乱等症状。

运动性不安主要包括坐立不安、搓手顿足、肢体发抖、全身肉跳、肌肉紧张性疼痛及舌、唇、指肌震颤等。

三、诊断与鉴别诊断

(一)诊断

1.惊恐发作

(1)符合神经症的共同特征。

(2)以惊恐发作症状为主要临床相,症状特点符合下述三项:①无明显原因突然发生的强烈惊恐、伴濒死感或失控感等痛苦体验;②发作时有严重的自主神经症状;③发作不可预测,发作时意识清晰,事后能回忆。

(3)每次发作短暂(一般不超过2小时),发作时明显影响正常活动。

(4)1个月内至少发作3次,或首次发作后继发害怕再发作的焦虑持续1个月。

(5)特别要注意排除因心血管病、低血糖、内分泌疾病、药物戒断反应和癫痫所致的类似发作。

2.广泛性焦虑

(1)符合神经症的共同特征。

(2)以持续的广泛性焦虑为主要临床相。表现符合下述两项:①经常或持续的无明确对象或无固定内容的恐惧,或提心吊胆,或精神紧张;②伴自主神经症状或运动性不安。

(3)排除甲状腺功能亢进、冠心病、高血压等躯体疾病的继发性焦虑;排除兴奋药物过量,以及镇静催眠药物或抗焦虑药的戒断反应。

(二)鉴别诊断

1.焦虑症与躯体疾病伴发的焦虑症状的鉴别

(1)躯体疾病伴发的焦虑状态可见于急性心肌梗死、冠心病、阵发性心动过速、高血压、甲状腺功能亢进、嗜铬细胞瘤、绝经综合征等。类惊恐发作可见于二尖瓣脱垂、甲状腺功能亢进、自发性低血糖、颞叶癫痫等。必须熟悉这些疾病的特有症状和体征,以资鉴别。必要时进行有关疾病的特殊检查。老年期容易出现焦虑症状,但大多不是神经症。如果年轻时没有神经症的病史,更年期或老年期首发神经症的可能性是较小的。

(2)临床上广泛使用激素类药物后,药物引起的焦虑症状不再罕见,询问时不忽略服药史,鉴别不难。可卡因、大麻、海洛因的服用或戒断都可引起自主神经功能紊乱,甚至出现典型的类惊恐发作。

2.焦虑症与精神疾病伴发的焦虑症状的鉴别

(1)焦虑可见于任何精神病,除了焦虑之外如果还伴有其他的精神病性症状,不诊断为焦虑症。

(2)在神经症中,焦虑与抑郁常常同时存在,有时难分主次。纵向的病史调查、横向的症状评估,有助于二者的鉴别。

(3)广泛性焦虑与神经衰弱的鉴别:焦虑症常被误诊为神经衰弱,这种现象在我国综合医院中比较普遍。神经衰弱可以有焦虑症状,但不突出、不持久。神经衰弱最基本的症状是脑力活动减弱、注意力很难集中、记忆力差、易兴奋又易疲劳。而焦虑症却是突出的焦虑体验、明显的自主神经功能失调及运动性不安。

四、预后

焦虑症的预后很大程度上与个体素质有关。如处理得当,大多数患者能在数周内好转。病前有特殊个性或生活事件频发者,预后较差。

五、治疗

(一)心理治疗

放松疗法不论是对广泛性焦虑症或惊恐发作均是有益的。当个体全身松弛时,生理警醒水平全面降低,心率、呼吸、脉搏、血压、肌电、皮电等生理指标出现与焦虑状态逆向的变化。许多研究证实,松弛不仅有生理效果,亦有相应的心理效果。生物反馈疗法、音乐疗法、瑜伽、静气功的原理都与之接近,疗效也相仿。

焦虑症患者病前常经历过较多的生活事件,病后又总担心结局不妙。在过分警觉的状态下容易对周围的环境和人物产生错误感知或错误评价,因而有草木皆兵或大祸临头之感。帮助患者解决这些问题可试用认知疗法。

弗洛伊德认为焦虑是神经症的核心,许多神经症的症状不是焦虑的"转换",便是焦虑的"投射"。这些症状的出现换来焦虑的消除。通过精神分析,解除压抑,使潜意识的冲突进入意识,症状便可消失。

（二）药物治疗

苯二氮䓬类是临床上广泛使用的抗焦虑药物，其中地西泮使用最为普遍，常用剂量为 7.5～15 mg/d，分 2～3 次服用，生效迅速。氟硝西泮有良好的镇静催眠作用；硝西泮不仅能抗焦虑、催眠，还有抗抽搐作用；艾司唑仑与硝西泮药性相似，只是作用更强。服用苯二氮䓬类药物期间，不宜驾驶机动车辆或操纵大型机械，以免发生意外事故。

β 肾上腺素受体阻断剂如普萘洛尔，不论对慢性焦虑症或惊恐发作均有疗效，每日剂量从 10 mg 到 100 mg 不等。因个体的有效剂量和耐受量均差异很大，须严密观察调整药量。

丁螺环酮、坦度螺酮属于无镇静作用的、非苯二氮䓬类的抗焦虑药物，对广泛性焦虑症或惊恐发作均有疗效。由于不良反应较轻微，是理想的抗焦虑药。

有些抗抑郁药也兼有抗焦虑作用，如多塞平、阿米替林、氯米帕明、SSRIs、SNRI 等等。治疗惊恐发作时通常配伍用药，如地西泮与普萘洛尔，丙米嗪与普萘洛尔，均能取得满意效果。

第三节　恐　惧　症

恐惧症是一种以过分和不合理惧怕外界客体或处境为主的神经症。患者明知没有必要，但仍不能防止恐惧发作，恐惧发作时往往伴有显著的焦虑和自主神经症状。患者极力回避所害怕的客体或处境，或是带着畏惧去忍受。

一、病因及发病机制

（一）遗传因素

有人发现，恐惧症具有较明显的家庭聚集性，因而引起了遗传学家的关注。有人调查了 50 对同卵双生子和 49 对异卵双生子，调查其是否存在空间恐惧、小动物恐惧、社交恐惧及疾病恐惧，发现同卵双生子比异卵双生子的恐惧情况多一些，提示遗传因素有一定影响。

（二）素质因素

患者病前性格胆小、羞怯、被动、依赖、高度内向、容易焦虑、恐惧、有强迫倾向，以及自小受到母亲过多的保护，成人之后，易发生恐惧症。

（三）生理因素

有人发现恐惧症患者的警醒水平增高，这种人很敏感、警觉，处于过度觉醒状态。其体内交感神经系统兴奋占优势，肾上腺素、甲状腺素的分泌增加，但这种生理状态与恐惧症的因果关系尚难分清，临床观察发现，各种原因引起的焦虑状态，均易导致恐惧。

（四）心理社会因素

患者在首次发病前可能会有某种精神刺激因素，资料表明有近三分之二的患者都主动地追溯到与其发病有关的某一事件。条件反射学说认为当患者遭遇到某一恐惧性刺激时，当时情景中另一些非恐惧的刺激（无关刺激）也同时作用于患者大脑皮质，两者作为一种混合刺激形成条件反射,故而今后凡遇到这种情景,即便是只有无关刺激,也能引起强烈的恐惧情绪。

二、临床表现

(一)场所恐惧症

场所恐惧症又称广场恐惧症、旷野恐惧症、聚会恐惧症等,是恐惧症中最常见的一种,约占60%,多起病于 25 岁左右,35 岁左右为另一发病高峰年龄,女性多于男性。如高处、广场、密闭的环境和拥挤的公共场所等。患者不敢进入商店、剧场、车站或乘坐公共汽车,甚至不敢出门,恐惧发作时常伴有抑郁、强迫、人格解体等症状,部分患者可伴有惊恐发作。

(二)社交恐惧症(社会焦虑恐惧症)

社交恐惧症多在 17~30 岁发病,常无明显诱因突然发病,主要特点是害怕别人注视,一旦发现别人注意自己就不自然,脸红、不敢抬头、不敢与人对视,甚至觉得无地自容,有人称为赤面恐惧,对视恐惧,他们并无牵连观念,对周围现实判断并无错误,只是不能控制自己不合理的情感反应和回避行为,并因此苦恼,其恐惧对象可能是生人、熟人,甚至是自己的亲属、配偶。较常见的恐惧对象是异性、严厉的上司等。患者若被迫进入社交场合时,便产生严重的焦虑反应,惶然不知所措。男女发病率相近。

(三)特定的恐惧症

特定的恐惧症又称单一恐惧症,指对某一具体的物体、动物有一种不合理的恐惧,常起病于童年,如恐惧某一小动物,在儿童中很普遍,常随年龄增长而消失,还有少数人一直持续到成年,目前尚无法解释。恐惧症状恒定,既不改变,也无泛化,但在部分患者却可能消除了对某一物体的恐惧之后,又出现了新的恐惧对象。女性多见,最常见的恐惧对象为蛇、狗、猫、鼠、鸟、蜘蛛、青蛙、毛毛虫等,还有鲜血、尖锐锋利的物品,对自然现象产生恐惧,如黑暗、风、雷、电等。

三、诊断及鉴别诊断

(一)恐惧症诊断标准

(1)符合神经症的诊断标准。

(2)以恐惧为主,需符合以下 4 项:①对某些客体或处境有强烈恐惧,恐惧的程度与实际危险不相称;②发作时有焦虑和自主神经症状;③有反复或持续的回避行为;④知道恐惧过分,不合理或不必要,但无法控制。

(3)对恐惧情景或事物的回避必须是或曾经是突出症状。

(4)排除焦虑症、分裂症、疑病症。

(二)场所恐惧症

(1)符合恐惧症的诊断标准。

(2)害怕对象主要为某些特定环境,如广场、闭室、黑暗场所、拥挤场所、交通工具(如拥挤的船舱、火车车厢)等,其关键临床特征之一是过分担心处于上述情景时没有可用的出口。

(3)排除其他恐惧障碍。

(三)社交恐惧症(社会焦虑恐惧症)

(1)符合恐惧症的诊断标准。

(2)害怕对象主要为社交场合(如在公共场合进食或说话、聚会、开会,或怕自己做出一些难堪的行为等)和人际接触(如在公共场合与人接触、害怕与他人目光对视,或怕在与人群相对是被人审视等)。

(3)常伴有自我评价过低或害怕批评。

(4)排除其他恐惧障碍。

(四)特定的恐惧症

1.恐惧症

符合恐惧症的诊断标准。

2.害怕对象

害怕对象是场所恐惧和社交恐惧未包括的特定的物体或情境,如动物、高处、黑暗、雷电、鲜血、外伤、打针、手术或尖锐锋利物品等。

3.排除其他恐惧障碍

恐惧症以对特殊或情境的不合理的恐惧,以及主动回避恐惧对象为特征,颇具特殊性,一般诊断不难。需与下列疾病相鉴别。

(1)焦虑症:恐惧症和焦虑症都以焦虑为核心症状,但恐惧症的焦虑由特定的对象或处境引起,呈境遇性和发作性,为减轻焦虑伴有回避反应;而焦虑症的焦虑常没有明确的对象,且可持续存在。

(2)强迫症:强迫症的强迫性恐惧源于自己内心的某些思想或观念,怕的是失去自我控制,并非对外界事物恐惧。

(3)疑病症:疑病症的恐惧情绪一般不突出,而且认为自己的怀疑和担忧是合理的,因而对医师持怀疑态度;恐惧症所害怕的对象是外在的,并且认为这种恐惧不合理,只是无法摆脱,故求助医师以解脱困境。

(4)颞叶癫痫:可表现为阵发性恐惧,但恐惧并无具体对象,发作时的意识障碍,脑电图改变及神经系统体征可资鉴别。

四、治疗

恐惧症的治疗主要是心理治疗和药物治疗。

心理治疗是恐惧症治疗的主要方法。常用的心理治疗主要有认知行为治疗、系统脱敏治疗、暴露或冲击疗法。基于认知心理生理模型的惊恐控制治疗技术(呼吸控制技术、认知重建技术和焦虑、惊恐教育)和暴露疗法常用于场所恐惧症的治疗。认知行为团体治疗和系统脱敏治疗用于治疗社交恐惧症和特定恐惧症。目前的临床研究显示,认知行为治疗对于恐惧症具有明确疗效,认知行为团体治疗对社交恐惧症效果更好。与药物治疗相比,认知行为治疗疗效保持的时间要比药物治疗的疗效更持久。

抗焦虑药物可以用于缓解恐惧症的焦虑症状,但作用不持久,且有依赖性的缺点。β-受体阻滞剂具有缓解自主神经兴奋有关的躯体症状,对于表演性焦虑效果更好。传统抗抑郁药物(如丙咪嗪)治疗社交恐惧症也有一定效果。目前常用的一线药物是 SSRI 类药物。主张单一用药,起始剂量要小,维持足够疗程。SNRI 类药物也有治疗恐惧症有效的报道。

五、病程与预后

一般来说,场所恐惧症的远期预后较好,部分患者转为慢性,社会功能受到影响。对于社交恐惧症和特定恐惧症会有继发性社会功能损害。起病急、有明确的发病原因、病前人格健康、良好的社会支持、病程短、较高的治疗动机提示预后良好。

第四节　癔　症

癔症在我国的 CCMD-3 中命名仍有收录,但国际分类中已不保留癔症的名称,直接称为解离(转换)障碍。解离(或分离)障碍即癔症性精神障碍,而转换障碍即癔症性躯体障碍。

一、临床特点

(1)起病通常在童年晚期至成年早期,10 岁以前和 35 岁以后发病者较少见,女性较多。

(2)多数患者有癔症性人格特征。

(3)发病与精神因素有关,精神创伤常为第一次发病的促发因素,以后可在暗示或自我暗示下引起发作。

(4)临床可分为:①癔症性精神障碍,主要表现为急骤发生的意识范围狭窄、情感爆发、选择性遗忘、自我身份识别障碍以及癔症性精神病(可有精神病性症状);②癔症性躯体障碍,主要表现为随意运动和感觉功能障碍,但不能发现其内脏器官和神经系统有相应的器质性损害;③特殊性癔症,如流行性癔症、赔偿神经症等。

(5)存在社会功能损害。

(6)预后取决于多种因素,病因明确、病前无明显人格缺陷、现实冲突能合理及时解决、病程短、治疗及时者,大多能获得良好结局。

二、治疗原则

癔症是广义的"心病",因此最根本的是要用"心药"医治,找出病根所在,然后采取针对性的心理治疗方法,包括疏泄、解释和暗示。癔症患者经常诉述"气憋""胸闷""喉塞"等,要鼓励其尽情疏泄。患者有痛哭表示,证明疏泄已初见成效。

在进行解释时,医者的态度是重要的,癔症发作时虽有夸张、做作表现,但不要视为有意识的。癔症的诊断名称有时会被误解,认为发作的动机单纯是为了某种"获益",所以对患者解释诊断时要含蓄些。至于癔症性躯体障碍,虽没有器质性体征发现,但解释时不要简单地对患者说"你没有病",这样说会引起患者的反感,误认为是在说他"装病",解释时可以委婉一些,因为"功能性疾病"也是病。

暗示对癔症的治疗作用是肯定的,通常采用化学的和物理的暗示方法,例如药物、热及电刺激等。可以利用药物引起体内的感觉反应,如静脉注射葡萄糖酸钙时体内所产生的热感觉、皮内注射蒸馏水时有剧烈的痛觉反应，或使患者处于催眠状态，医师在该时期对患者进行暗示，可以了解心理症结，也可以进行暗示治疗。精神分析治疗应由专门心理治疗师操作。

精神药物对癔症的治疗意义有限，不要视为主要治疗手段，仅适合于有某些精神症状时，如迅速控制兴奋躁动、提高情绪、改善躯体性不适和睡眠不佳等。在药物治疗同时也不能放弃心理治疗，癔症有发作性特点，症状改善后仍需用药物维持治疗一段时期，同时加强心理治疗。

三、药物治疗

当癔症性精神病状态、癔症性情感爆发以及痉挛发作时，患者无法接受心理治疗，这时给予抗精神病药物，常可有较好的控制。

（一）抗精神病药

氯丙嗪 50 mg 每次肌注，或者用奋乃静 5 mg 每次，氟哌啶醇 5 mg 每次，氯普噻吨（泰尔登）30 mg 每次，均可肌注，有时可加入 1 支东莨菪碱 0.3 mg 合并肌注效果更快。药物肌注后很快致睡，患者醒后往往症状消失。部分患者需继续口服抗精神病药物一段时期。

癔症性木僵病例则可用舒必利静脉滴注。舒必利 0.1 g 加 5％葡萄糖盐水 500 mL 静脉滴注，1 次/d，舒必利剂量在一周内可逐渐增至 0.3 g/d，能进食后改舒必利片剂口服，0.2～0.6 g/d，可分次服用。

（二）抗抑郁、焦虑药

癔症患者常有抑郁及焦虑症状，因此上述抗抑郁药及抗焦虑药都可用以改善有关症状及维持治疗。常用药物如 SSRIs、TCAs 中的阿米替林、多塞平及四环剂马普替林，其他药物如黛力新、丁螺环酮等，苯二氮䓬类也常用；氯硝西泮 2 mg 肌注，可用于癔症性情感爆发或痉挛发作时。

（三）药物暗示治疗

暗示治疗是治疗癔症的重要措施，通常可应用言语暗示，但如结合某些药物或物理刺激，则可强化暗示的作用。暗示治疗还可在催眠状态下进行，如用药物催眠或言语催眠疗法。暗示治疗常用于治疗转换障碍，对发作性的附体症状也常有效。

（1）注射用水（<1 mL）做皮下或皮内注射，引起局部疼痛，结合言语暗示治疗。

（2）10％葡萄糖酸钙 10 mL 静脉推注，可引起咽喉部及全身发热感觉，并结合言语暗示治疗。或者用针刺人中、合谷穴位，用电针也可以，更简单的是用手掐人中穴，这些刺激结合言语暗示，常可把附体的"神鬼"赶走。

静脉注射 10％葡萄糖酸钙 10 mL，用以治疗癔症性躯体障碍，如肢体无力、瘫痪、感觉异常等。静注葡萄糖酸钙可产生短暂的热感，而输入少量的钙，对身体并无坏处。注射前强调药物的效力，注射后出现咽喉部及肢体发热感，再配合语言强化，可以促进躯体障碍，如瘫痪肢体的好转，有时甚至会收到立竿见影的戏剧性效果。

吸闻氨水，实际上也是一种暗示治疗。把氨水瓶置于患者鼻旁会促使"昏迷"的患者苏醒。应注意氨水对黏膜有刺激性，吸闻时间过长可损伤鼻黏膜。

（四）药物催眠治疗

药物催眠也称麻醉分析，是一个有效的治疗方法，对癔症及其他心因性精神障碍有一定的治疗价值。操作过程和步骤,详细介绍如下。

(1)药物:常用异戊巴比妥 0.5 g/支,或硫喷妥钠 0.5 g/支。前者维持时间长,较易掌握。用 20 mL 生理盐水稀释成 2.5％浓度的溶液。

(2)治疗前准备:治疗室宜环境安静,房间内光线应柔和偏暗淡,治疗床平软舒适。通常治疗由二人操作,医师及助手各一人,医师主持治疗,负责静脉注射,掌握给药速度,与患者谈话,进行麻醉分析和暗示治疗,助手对治疗中的谈话内容进行记录,并负责测量和记录患者的血压和心率,观察呼吸情况,每隔 15 分钟一次。若利用摄像和录音设备更为理想。患者必须是身体健康者,治疗前先测量患者的血压和心率。

(3)治疗过程:患者平卧于床,做静脉穿刺缓慢注入药液(一般为每 1～2 分钟推注 1 mL),治疗者先与患者作一般性谈话,继而让患者连续数数 1、2、3、4、5、……,随着药物作用出现,患者的口齿变得含糊不清,数数字渐见缓慢断续,次序也会颠倒,此时可判断已处于催眠状态,是进行暗示治疗的适宜时机,医师应抓紧时间进行暗示治疗。开始时可谈些中性话题,渐次谈到关键性话题。若其有记忆缺失,可将话题引向记忆缺失前的一段经历,使其易于恢复记忆,如伤心哭泣,可让其发泄,不必急于劝阻。

在治疗过程中需掌握药液推注速度,维持患者在催眠状态,要间歇不断地注入药物,注药速度十分有讲究。与患者进行谈话过程中,如果发现睡眠加深,出现嗜睡现象,说明推注药物的速度过快,需减慢速度或停注,如果患者睡眠变浅,说明推注药物速度过慢,则应再推进些药液。在治疗过程中,要始终保持患者处在催眠状态,才能顺利进行治疗。

(4)治疗结束:等待谈话完毕,可以把剩余药物缓慢推完,使患者进入睡眠状态。

四、心理治疗

心理治疗是治疗癔症的基本措施,其最常用的为暗示和催眠治疗。

(一)暗示治疗

暗示在癔症的发生和发展中起相当重要的作用,故而也常利用暗示来治疗癔症。临床实践工作中,医师利用其权威角色,营造合适气氛,直接使用言语暗示,常可迅速纠正癔症的各种躯体障碍及若干其他障碍。

(二)催眠治疗

大多数人可以被催眠,但有较大的个体差异,癔症患者则极易被催眠。催眠治疗是通过改变患者的意识状态,在催眠状态下,能使具有高度受暗示性的潜意识活跃起来,这样可以唤起被遗忘的创伤性经历的记忆,被压抑的情绪得到释放,并可以结合暗示治疗,从而消除症状。催眠治疗常用以治疗癔症性转换症状外,还对癔症性遗忘、多重人格、木僵状态等有治疗价值。

(三)精神分析治疗

精神分析在于探寻发掘患者的无意识动机,帮助患者了解无意识中的应激事件,使患者建立适应性更强的应对能力。精神分析治疗适用于癔症性遗忘、多重人格和各种转换症状。

第六章　儿童、少年期行为和情绪障碍

第一节　注意缺陷和多动障碍

一、概述

注意缺陷多动障碍综合征(ADHD)亦称儿童多动综合征,主要表现为与年龄不相称的注意力易分散、注意广度缩小、不分场合的过度活动、情绪冲动并伴有认知障碍和学习困难。该症于学前起病,呈慢性过程。它不仅影响儿童的学校、家庭和校外生活,而且容易导致儿童持久的学习困难、行为问题和低自尊现象。如不能得到及时治疗,有相当一部分儿童会持续终身。

儿童多动症的患病率一般为 3%～5%,男女比例为(4～9)∶1。研究发现几乎在所有的国家和文化背景均有多动症发生,但在不同的国家和社会经济文化阶层中,其患病率有差异。儿童多动症的症状基本在学前出现,但在 9 岁最为突出。多动症儿童常伴有学习困难和行为问题,为了使多动症儿童的学业水平能与其智力能力保持一致,大约有 20% 的多动症儿童需给予特殊教育,15% 的儿童需提供特殊的行为矫正服务。

二、病因和发病机制

很多学者对儿童多动症的病因和发病机制进行了研究,有人推测可能是一种复杂疾病,但至今尚无定论。

(一)生物学因素

1.轻微脑损伤

从多动症被指出以来,就有一种脑损伤的假说。人们总是试图阐明损伤的范围和特征,但最近一些很严格的病例对照研究表明,有明显脑损伤的比例并不太高。

2.遗传因素

近些年来学者们发现遗传因素在多动症的病因学方面起主要的作用,遗传研究集中在如下几个方面。首先,家系研究表明 ADHD 具有家族聚集性。ADHD 一级亲属罹患概率是总体人群的 5～6 倍,二级亲属患 ADHD 的危险度约为 1.7%,而且一级亲属罹患其他与 ADHD 共患疾病的概率也较大,包括品行障碍、对立违抗性障碍、反社会人格障碍、物质滥用、焦虑障碍、情绪障碍、学习困难等。寄养子研究表明,ADHD 儿童的收养亲属罹患 ADHD 或相关疾病的危险度比 ADHD 患儿的生物学亲属低。

3.儿茶酚胺的代谢研究

动物实验以及对人的研究从不同角度提示多动症儿童主要是儿茶酚胺通路的异常。尿、血清和脑脊液的肾上腺素和多巴胺的浓度测定支持多巴胺和肾上腺素更新率降低的假说。多动症儿童脑脊液的测定结果为多巴胺更新降低或是多巴胺的敏感性增高,验证了多动症的低多巴胺状态的假说。

4.神经解剖

ADHD 患儿常见的异常部位是胼胝体和尾状核。胼胝体异常主要是前(顶鞘)、后(压部)或两者体积减小;尾状核体积减小为单侧或双侧,这些发现与早期理论模型一致。

(二)环境因素

家庭和社会提供的教育方式不足,父母亲教育不一致,严重的生活应激事件(严重家庭不和、严重自然灾害、家人突然有病),食物添加剂大量使用,童年早期暴露于高水平的铅环境,脑外伤,父母吸烟、酗酒等。

(三)病理机制

研究发现,多巴胺受体的密度与儿童发育有关,多巴胺受体密度的特异性变化是直到少年期才成熟。多动儿童易被影响的区域为前额叶的多巴通路,前额叶皮层与儿童的冲动和攻击行为有关。使用中枢兴奋剂可使基底节和中脑的血流增加,而使运动区的血流减少,这些发现可以解释为什么服哌甲酯后可使多动儿童的注意力增加,运动行为减少,冲动行为得到控制,并能协调精细动作和粗大运动。

三、核心症状

多动症的症状多种多样,并常因年龄、所处环境和周围人对待态度的不同而有所不同。

(一)注意障碍

注意力是指个体对情境中的众多刺激只选择其一个或一部分去反应,并从而获得知觉经验的心理活动。ADHD 儿童在注意力方面,从选择注意的事项,抑制不相干的刺激,注意力的持续和抑制分心等等都可能出现缺损。

患 ADHD 的孩子最突出的注意障碍为持久注意或警戒的缺陷,即长时间或在疲劳时保持注意能力的缺陷。在被要求做无趣的或重复的工作时,ADHD 的孩子常不能完成。此外,患 ADHD 的孩子在对干扰信息的滤过方面也存在困难,他们对来自各方的刺激几乎都起反应,不能滤过无关刺激,所以注意力难以集中。他们常常把注意力从需要完成的任务转移到无关刺激上,不能注意细节,在做功课、工作或其他活动中出现漫不经心的表现;在完成任务或做游戏时无法保持注意;别人对他(她)讲话时显得没在听;无法始终遵守指令,无法完成功课、日常杂务或工作中的义务;组织任务或活动的能力受损;回避或厌恶需要保持精神努力的任务,如家庭作业;遗漏某种任务或活动的必需品,学校的作业、铅笔、玩具或工具;易被外界刺激吸引;在日常活动中易忘事。

(二)活动过度

活动过度大都开始于幼儿早期,进入小学后因受到各种限制,表现得更为显著。有部分儿童在婴儿时期就开始有过度活动,他们表现格外活泼,会从摇篮或小车里向外爬。当他们开始学步时,往往是以跑代走。进入小学后,患儿上课时小动作不停,屁股在椅子上扭动,把书本涂得不像样子。他们的手闲不住,凡能碰到的东西总要碰一下。这些孩子的活动是精力旺盛的、强烈的、不恰当的和无目的性的。多动的表现在要求孩子克制其行为运动的情形下(如课堂)更为突出。

(三)冲动

ADHD 儿童不能遵守规范或指示,或是无法在社会要求的情境下控制自己的行为,这常会影响他(她)在集体游戏中的表现和被接受程度;ADHD 儿童常快速对情境做出不正确的反应,比如上课会抢先举手表示要回答老师的问题,但站起来之后却答非所问或对教师叫自己起来感到茫然;在别人讲话时不住的插话;在社交场合,他们会说出不恰当的话;排队和轮换对他们来说十分困难。ADHD 儿童的冲动还包括在不允许对其要求延迟满足,即他们想要什么就要马上得到。他们还常对刺激反应过度,如对一些不愉快刺激做出过分反应,以致在冲动之下伤人或破坏东西。而且,ADHD 儿童的冲动性并不能因受到惩罚而有所收敛。有学者认为冲动是由于儿童无法持续控制自己的反应所致。

四、其他症状

(一)认知能力缺陷

ADHD 儿童的智商平均比一般同年龄的智商少 5～15 分,眼动协调能力也比较低,此外,他们的问题解决能力与规则形成能力也明显的有困难。部分多动症患儿存在知觉活动障碍,如在临摹图画时,他们往往分不清主体与背景的关系,不能分析图形的组合,也不能将图形中各部分综合成一整体。

(二)语言障碍

ADHD 儿童语言发展迟缓的比率比一般同年龄的儿童高。患 ADHD 的儿童不仅会话题散漫,而且较少使用代词和连词,使听者难以明白他们所讲的是什么人和什么事。

(三)学业低成就

ADHD 学生的学科成绩低于平均数,主要包括阅读、书写与数学。约有 9% 的 ADHD 有阅读困难的情形发生。

(四)人际关系困难

ADHD 的儿童在人际关系上出现困难是很常见的。由于家长以及老师们总觉得 ADHD 儿童是一群静不下来,精力非常旺盛,注意力非常不集中的孩子,所以令他们感到非常困扰。在与同伴相处时,ADHD 的儿童显示出较少的给予、合作、分享和分担,他们常常打断别人、不听别人的话,反应过度,容易暴发,因此他们的同伴关系往往不好。

五、共病

研究显示,ADHD 的儿童与其他精神疾病的共患率很高。包括焦虑症、心境障碍、学习障碍、Tourette 综合征、品行障碍与对立性违抗障碍。

最常见的是对立违抗障碍和品行障碍,在 ADHD 的儿童中大约 35% 患对立违抗障碍,如加上品行障碍,则有 50％～60％的患病率。

ADHD 的患者中有 15％～75％的人同时合并心境障碍的诊断,平均共患率为 25％～30％,与焦虑症的共患率则为 25％。成人 ADHD 患者中,酒精和药物滥用是常见的现象。

六、预后

随着多种治疗方法的应用,儿童多动的预后是较乐观的。但如不治疗,多动症儿童到成人时,大约有 58％的人仍保留一定的精神障碍,其主要有四大类:①多动症的残留症状;②反社会人格障碍;③酒精和药物依赖;④癔症、焦虑症和一些类精神分裂症状;很多有人格障碍的成人有儿童多动症史,有难以控制的冲动行为障碍,忍受应激的阈值低,情绪不稳或有长期的不满情绪。总的来讲,预后如何与在童年期是否合并品行障碍和对立违抗性障碍有密切关系,也与智力水平特别是学习困难存在与否有关。

七、治疗

对 ADHD 儿童的干预方法有许多种,在国际上获得最多认可的主要有 4 种,即药物治疗、行为干预治疗、家长训练和咨询以及特殊教育。

（一）药物治疗

临床上常用兴奋剂治疗 ADHD 儿童。兴奋剂的效果主要在增加中枢神经系统功能(CNS)的警觉或兴奋。

常用药物有哌甲酯、匹莫林。哌甲酯的常用剂量为 0.45 mg～0.6 mg/(kg・d),最大剂量不超过 60 mg/d。匹莫林的剂量为 1 mg/(kg・d)。药物分为 3 次服用,在早饭、午饭前和下午三点半服药,低年级和没有课外活动或作业的小学生第三次药可以不用。服药的目的是改善儿童在学校中的学习和行为问题,同时还需要控制其日常的冲动行为和人际关系,因此建议连续用药。

服用此类药物最常见的不良反应是失眠、食欲不振,这些不良反应可以通过增加孩子的热量摄入来减轻。有些孩子服用此类药物会胃痛或头痛,这意味着他们需要减少药量。

对于不能服用刺激性药物的孩子,一些医师会使用抗抑郁的药物,例如丙咪嗪、文拉法新。这些药物能提高孩子的注意力,减少冲动,也可以振奋萎靡孩子的情绪,但长时间使用这些药物,疗效会降低,所以不能用于多动症的长期治疗。可乐定是一种用于治疗成人高血压的药,也可用来治疗多动症,它能减少孩子的攻击行为和突发性行为,但没有刺激性药物的疗效明显。

（二）行为治疗

ADHD 儿童对行为后果和行为间的联结不易建立,即一般儿童能由上次表扬或惩罚来获得经验或教训,在下次类似的情境时,他(她)会利用上次的经验提醒自己,但 ADHD 儿童不能建立这样的联结,所以给人以不怕打、不怕骂的印象。

行为干预通过在 ADHD 儿童生活学习的环境里,为之提供明确的提示使他们知道环境对他们的要求,使他们随时获得提醒,以减少他们因接触环境刺激不当而表现出的不当行为。比如,教师用有特殊意义的指示牌,提醒 ADHD 儿童应该举手发言、可以小声说话、可以离开座位等。

此外,还可以运用行为矫正中的逐步消退、代币制等方法来帮助儿童树立良好行为,消退不良行为。社交技能训练可以帮助 ADHD 儿童改善人际关系,建立自信。

(三)父母管理班

父母管理班的作用是帮助父母接受自己的孩子患 ADHD,教给父母抚养 ADHD 儿童的方法以及调节自己情绪的方法,同时父母管理班对父母提供情感支持,促进与其他患者父母间的交流。

抚育 ADHD 儿童的原则:对孩子做出立即反馈;频繁反馈;较大和较有效的结果反馈(如情绪表达、特许活动、食物奖赏、奖品);父母间教育应一致;用行动表示对孩子的要求,而非用叫喊表示;问题情景下应先进行计划,按照:停一下→重复规则→设立奖赏物品→解释可能的惩罚→实施计划的步骤进行操作;对问题保持"平常心";不要情绪化;学会原谅孩子、他人和自己。

第二节　抽动障碍

一、概述

抽动障碍包括在儿童和青少年时期出现的一组神经精神障碍,其症状严重程度不一,以原发性的持续抽动为主要表现,最严重也最为人所熟知的情况即是 Tourette 综合征。抽动障碍被认为具有大脑额叶、纹状体和皮层下损伤,并通常伴有其他形式的精神病理发生。其治疗通常包括多种方式,需要在一个对当前症状和损伤进行仔细评估的基础上进行。

二、病因学

30%左右的患者有家族史,抽动障碍被认为是一项基因性疾病,所有的证据也指向此,但其遗传方式有可能介于隐性与显性之间。抽动障碍的确切生物学基础也不明确,但有很多证据指向抽动障碍源于发展中的脑基底核出现多巴胺的高反应。临床上促进多巴胺的物质如苯丙胺会恶化症状,抑制多巴胺的物质如氟哌啶醇会减轻症状。

神经影像学上也有很多证据支持此症是基底核(比较小)和额叶之间的联系出现问题。有半数的患者脑波有异常反应,他们常有自律神经系统失调,额叶功能也发生异常(执行能力与注意力不佳)。皮质-纹状体-视丘-皮质回路是研究的重要区域,这个区域也与注意缺陷、强迫障碍等问题密切相关,这也间接说明了几种障碍高共病的原因,这些神经回路部分和管运动功能的脑皮质相接,从而产生抽动障碍。除此之外尚与管行为或情绪的边缘系统相接,因此才会有强迫、易分心、注意不能,或过度活动的问题。

三、临床表现

抽动是一种不自主、无目的、突速发作且持续短暂的非节律性肌肉活动。它可以发生于身体某一部位的某一组(群)肌肉,也可同时或先后出现在多个部位的多组(群)肌肉;可以表现为简单的肌肉,也可呈现出复杂的肢体运动;可以是连续性的每日出现,也可间断性发作。发生在咽喉部,表现为发声的抽动称为发声抽动。抽动多半有试图压制的想法,但主要是一种不自主的反应。抽动可以被分为简单抽动和复杂抽动,或者被分为运动性、发声性和语词性抽动。简单的运动性抽动包括一组或一小群肌肉,如眨眼睛、斜眼看人、做鬼脸、扭脖子、耸肩等。简单的运动性抽动也可被细分为阵挛型、强直型、肌张力障碍型。阵挛型抽动主要是激烈的运动,强直型和肌张力障碍型抽动则是更加持续的肌肉收缩,如手臂的伸展和肌肉的紧张,一些肌张力障碍型抽动在 Tourette 综合征里十分普遍,通常包括眼动和斜颈动作。复杂的运动性抽动则是类似一般复杂的运动,包括多组肌肉群的同时收缩,如模仿他人的动作、怪异脸部表情、整理仪容动作、跳跃、咬自己或撞头、闻东西的动作、用力踏步、碰触的行为、偶尔也有表现猥亵的动作等。

发声性抽动也可分为简单形式和复杂形式,简单形式包括鼻子吸气、鼻子喷气、类似猪叫、吼叫、清喉咙等。复杂的言语抽动则包括一些有意义的音节或短语,有时是使用社会无法接受或肮脏的字句,或者是重复最后听到的字、句子或声音,或者是重复自己的声音或言语。简单的抽动比较容易被辨认,复杂的抽动则可能会被误诊为随意动作。

四、流行病学和病程

30％左右的患者有家族史。男女性别比例是(1.5～9)∶1。50％以上的 Tourette 综合征多是由简单运动性抽动开始,一开始多发生在脸部及颈部(最常见为眨眼睛),之后逐渐下移,数年后才会发展出复杂运动性或言语性抽动。但 Tourette 综合征如果具有多重的运动性和发声抽动,则可能在数天或数周内出现。Tourette 综合征的症状多发生在 18 岁以前,已报道的抽动96％发生在 11 岁之前,症状大多在 2～15 岁开始出现,但一般都在 7～8 岁之间,言语抽动发生在 11 岁左右出现,秽语则大多从青春期开始,有高达 1/3～1/2 个体有此症状。抽动障碍儿童中的破坏性行为症状通常在抽动的最初发展之前即已发生。与此相反,强迫症状则在抽动之后发生。

抽动障碍表现形式明显受环境因素的影响,症状的波动则和精神紧张因素有关。各类抽动障碍的严重程度和预后存在着极大差别,其中短暂抽动障碍是最轻也是最常见的一类,它可能在发作一段时间后自行消失,也可能再发,特别在精神紧张时,极少数经过一段时间的部分缓解后发展为慢性运动或发声抽动障碍或者 Tourette 综合征。抽动障碍的病程在个体间有很大不同,有 30％～40％的患者青年期时抽动会自动消失,另有 30％抽动显著减少,余下 30％至成人仍多少剩余一些症状,且一直会持续。近来关于 Tourette 综合征的随访研究发现,症状的严重程度会在青春早期达到一个顶点,随后将是症状的持续减弱,尤其是到成年早期以后,一些患者将基本没有抽动情况出现。

五、诊断和临床特征

在诊断时需要对儿童的功能、症状范围、类型和损害严重性、当前应激原、发展问题,以及家庭和学校问题和支持进行一个详细评估。

抽动障碍的频度和严重性通常都会在 1 周或者 1 月内摇摆不定,忽而明显,忽而减弱,这导致了对治疗反应进行评估的难度,因此临床工作者应该避免突然、多次治疗方式的变化,应该采用一种仔细的长期方案。抽动在严重和频度有所增加的时候往往是由一些普遍的应激原所导致的,如开学、和同伴的冲突、学业的挑战、疲劳、兴奋和疾病,这些时候恶化会经常发生。Tourette 综合征和其他抽动障碍的一个经常令人迷惑的地方在于一些个体能在特定时期压制他们的抽动,很多儿童能够有效地压制、隐藏或者推迟抽动症状的发生,因此既使是老师有时也不会意识到儿童的问题。另一些儿童描述他们的抽动是故意的,但也是不可压制的。年龄能够影响症状的描述和报道,较小的个体会较少描述他们抽动现象上的精神和意志方面。

抽动障碍当前在诊断系统中被分为 4 类:Tourette 综合征、慢性运动或发声抽动障碍、短暂抽动障碍和未加标明的抽动障碍。短暂抽动障碍很普遍,发生在 5%~24% 的幼童中,抽动持续 4 周以上,但在 1 年内消失,多数症状持续不超过数个月。Tourette 综合征(TS)、慢性运动或发声抽动障碍(CTD)、短暂抽动障碍(CTS)的主要区别在于症状的构成和持续时间。

抽动障碍的临床诊断主要依赖于临床病史和检查,大脑影像、EEG 和神经心理测验能够对此有一定帮助,也能够在一定程度上帮助区分癫痫和其他神经系统疾病。但这种区分不能作为主要证据,20%~35% 的 TS 有非特殊的 EEG 异常,这种异常没有特别的临床意义。

六、共病

抽动障碍与其他精神科疾病共病相当普遍。抽动障碍患者常会有一些前驱症状,如易激惹、贫乏的挫折耐受、注意困难,所以这些患者常会被先诊断为 ADHD,来儿童精神机构就诊的 ADHD 有 7%~34% 能够被诊断为慢性抽动障碍,而 40%~60% 的 Tourrete 综合征患者能够符合 ADHD 的诊断。在很多个体当中,他们的注意问题、学业困难和冲动都可能与严重的抽动有关。

20%~40% 的 Tourette 综合征患者伴有强迫障碍,伴有 Tourette 综合征的强迫障碍患者冲动性较高,常无法抑制自己的想法,并付诸实行,有时造成严重的攻击与性侵害行为。他们也有更多的排列、触摸等强迫行为。另一些患者的强迫行为并不足以被诊断,但他们也会有相当的内部焦虑。

慢性抽动障碍和破坏性障碍的共病也较常见。Tourrete 综合征和其他抽动障碍会有一些自伤行为,包括从撕扯皮肤到撞墙等,严重程度不一,呕吐、暴怒以及抑郁也可在抽动障碍中见到。

七、治疗

对于儿童青少年乃至成人抽动障碍的治疗应该遵循长期的观点,考虑到患者的总体功能、有关的精神病理学、发展的挑战以及关于家庭和社会中的调整,而摈弃单纯处理压制抽动的做法。实际上处理抽动的目标往往可以放在次要位置,更重要的是增进教室的合适行为、学业的表现,以及减少强迫的负担。

抽动障碍的治疗方法主要包括心理和药物两个方面。一般来讲,短暂抽动障碍及没有明显功能损害的单纯性慢性运动性抽动障碍并不需要药物治疗,而心理支持对于任何一个抽动障碍患者都是必不可少的。

　　对于 TS 和程度较重的慢性运动或发声抽动障碍患者,药物治疗大多必不可少。但在药物的选择上要看靶症状是抽动本身还是伴随的注意缺陷、多动冲动或强迫症状。一方面,抽动障碍伴发注意、行为障碍或强迫症状的情况相当常见,而且这些伴发症状对患者社会功能的影响程度有时超过抽动症状本身,随着年龄增大,抽动有一半以上的机会自然消失或缓和,但可能并存的情绪或行为问题却多半可能会加重;另一方面,针对抽动症状的药物治疗只是对症治疗,并无根治作用。因此,临床医师应根据哪类症状对患者影响大、危害重而首先考虑使用治疗哪类症状的药物。

　　如果处理抽动是治疗的主要目标,药物治疗可能是有效果的,但必须同时意识到益处和风险。治疗抽动症状的常用药物包括神经阻滞剂氟哌啶醇、硫必利和匹莫齐特等及选择性 α_2-肾上腺素能受体拟似剂如可乐定等。考虑到药物治疗的不良反应,神经阻滞剂最好限用于比较严重的 TS 及其他药物治疗无效的患者,匹莫齐特相对不良反应较小,而可乐定可作为较轻型、特别是年龄较小的病例的选择,或在治疗 TS 的初始阶段使用,其有效率在 $30\%\sim70\%$。新型神经阻滞剂利培酮和奥氮平治疗儿童青少年 TS 和慢性抽动障碍,初步的开放性试验有一定疗效,镇静和锥体外系不良反应的发生率相对较低。尽管如此,长期使用神经阻滞剂还是可能导致迟发性运动障碍的风险。

　　其他一些药物也被假设能够治疗和控制抽动障碍,如高效价的安定类药物或氯硝西泮等也被认为能够增加抽动控制,特别是伴随焦虑的患者,这种效果更为明显。使用氯硝西泮也可能导致解除抑制,特别是伴有神经病学症状的年轻患者。

　　哌甲酯是治疗 ADHD 的主要药物之一,在治疗伴随 ADHD 的抽动障碍的治疗中,需要从小量逐渐增加药物,以求最大限度地改善 ADHD 靶症状,同时将对抽动症状的影响控制在最低程度。

　　抽动障碍伴发的强迫症(OCD)往往也是治疗的焦点,可选用氯丙咪嗪或 SSRIs。氟西汀等 SSRIs 治疗儿童少年期 OCD 的疗效是肯定的,但用于抽动障碍伴发 OCD 时,是否对两类症状都有效果,尚不清晰。对于这类病例,必要时可将 SSRIs 与小剂量神经阻滞剂如氟哌啶醇或利培酮联合应用。

　　药物治疗的一个基本原则是剂量个体化,小剂量起始,然后缓慢逐渐地增加,并时刻注意可能发生的药物不良反应。在不良反应严重而难以加大药量的情况下,不必强求将抽动症完全控制,只要不影响生活、学习即可。抽动症状被控制几个月后,要在患者没有面临应急因素的时候逐渐减少药量甚至停药,若症状再发或加重,则恢复用药或加大药量。

　　对患者和家庭的心理教育是十分必要的,帮助患者和家庭理解和参与症状的变化过程能够减少他们的无助感和挫折心理。

　　行为干预往往能够在一些抽动障碍的治疗中扮演重要角色,包括习惯逆向技巧、意识训练、放松理论等。传统的心理治疗方式不被认为是一种抽动障碍的主要治疗方法,但其能够帮助患者和家庭确认和处理应激原、发展出一套健康的对疾病的接纳方式,而不以失去自尊为代价,鼓励对其他干预的依从。对于发展同伴关系有困难的患儿,有必要进行社交技能训练,对于 TS 患者常伴有的情绪和社交障碍,也可考虑使用认知行为治疗、沟通治疗和家庭治疗。

第三节　情　绪　障　碍

儿童情绪障碍是涉及以焦虑、恐惧、抑郁和强迫等症状为主要表现的一组疾病,是儿童、少年期常见的心理疾病之一,过去称其为儿童神经症。儿童情绪障碍的概念有广义与狭义之分。狭义的儿童情绪障碍是指只发生于儿童少年期的情绪障碍,在 DSM-VI 列出的分离性焦虑和选择性缄默,在 ICD-11 中列出的儿童分离性焦虑障碍、儿童恐惧性障碍、儿童社交焦虑性障碍、同胞竞争性障碍等。广义的概念中不但包括了特发于儿童期的情绪障碍,也包括了在儿童期出现的各种类型成年期的神经症,如恐惧性神经症、焦虑性神经症、强迫性神经症、抑郁性神经症和癔症等。本节将主要讨论两种非特异性的儿童期情绪障碍(心境障碍和焦虑障碍),以及两种特发于儿童期情绪障碍(分离性焦虑和儿童恐惧症)。

一、心境障碍

情绪障碍的核心特征在整个人生发展时期基本类似,发展水平会影响特定情绪症状的表达。如在成人重性抑郁障碍中常见的精神运动性迟滞和快感缺乏在儿童抑郁中就较为少见,但幻听和躯体抱怨在青春前期的儿童中的重性抑郁障碍中则较成人和青少年更为常见。另一些抑郁症状,如自杀观念则在所有年纪里面发生率基本类似。抑郁症状的一些交流方式,如易激惹、悲伤和消极归因则也会随着儿童发展水平而变化。

儿童青少年自杀的报道也在 20 世纪有所增加。自杀已经成为 10～15 岁年龄段的第四位死因,成为 15～25 岁的第三位死因。近来发现,和成人有所区别的是,精神障碍相对较少与青少年的自杀行为有关,在这个年纪家庭冲突和同伴相处的困难更是自杀的危险因素。在较大的青少年里面,人际冲突和丧失经常被报道对自杀行为有所预测。

已知的一些严重病例多见有抑郁家族史,提示有遗传因素。儿童期抑郁症的基本表现与成人相同,但相对比较典型的与儿童日常生活关系更大,如作业和游戏。症状包括悲伤的表情、淡漠和退缩、欢乐能力降低、有被人拒绝和讨厌的感觉、躯体不适(头疼,腹痛,失眠)、阶段性滑稽和粗鲁的行为、持续的自我谴责。长期抑郁的结果可能是厌食、体重下降、失望感加重、自杀动机。但抑郁很多时候可能被过度好动、攻击性、反社会性行为所掩盖。只有到了一定年龄后,抑郁才能被清楚识别为一种临床障碍,如 7 岁前的判断难度就较大,但注意年幼儿童的抑郁症状十分重要,因为这些不明显症状往往会逐渐发展成为抑郁障碍。

极端的激惹和攻击性,相对抑郁的情绪本身是相当常见。当这些表现与典型的成人抑郁情感的症状和体征共存时,诊断为情绪障碍比品行与情绪混合性障碍更合适。情绪障碍可以发生在精神发育迟缓的儿童中,但可以被躯体症状和行为混乱所掩盖。周期性的行为紊乱病史以及两极性疾病的家族史有助于鉴别诊断。

前青春期抑郁障碍的性别比例基本相同,但在进入青春期以后,女性的患病率明显升高,女性和男性的比例会变为 3：1。

治疗需要对家庭和社会环境进行评估,确定促使抑郁发生的压力因素。在对患儿直接治疗的同时,必须对家庭和社会环境采取适当的措施,治疗的重点在增强自尊以及延续作用。主要的非药物治疗包括认知行为治疗、人际治疗、自我控制指导和家庭治疗。

对青春期前的抑郁,用抗抑郁药物的指征和剂量范围还没有确定,最好先用保守剂量然后再用加大剂量。虽然抗抑郁药仍然在进行相应的研究,但其在儿童中的安全性和有效性还没有最终确定。在开始使用抗抑郁药物治疗以前,应进行心电图检查。在整个治疗期间,应监测 PR 间期和 QRS 波的特征。临床医师必须警惕"开关征",因为儿童期发作的抑郁常常是双相情感障碍的前驱。

虽然几乎所有儿童的抑郁发作都会最终康复,但复发的可能性相当大,重性抑郁障碍在 1 年内的复发率是 25%,2 年是 40%,5 年内是 70%,还有近 30% 的重性抑郁会在 5 年内发展成为双相障碍。相当数量儿童的抑郁发展为慢性复发性的障碍,一直会持续到成年时期,儿童青少年时期的自杀在增加,在青少年男性当中,自杀已经成为引起死亡原因的第二位,只排在事故之后。儿童自杀率相对很低,但这可能只代表了小部分自杀数目,因为很多是自杀的死亡由于动机不确定而被归类为事故。

自杀预示因素包括家庭成员或近亲的自杀史、最近家中有人死亡、药物滥用以及行为障碍。促发因素常常是一种丧失,包括失去自尊(如家庭不和、羞辱的学校经历、怀孕等等)及失去熟悉的环境(学校、邻居、朋友)。尝试自杀的一种常见的动机是希望用自杀来操纵或惩罚他人。社会的暗示也是相当重要,对处于这种环境中的年轻人给予早期的群体干涉有一定的帮助。

自杀之前会常常有一些行为改变(情绪沮丧、缺少自尊心、睡眠和食欲紊乱、不能集中注意力、逃学、躯体不适、对自杀的关注),这些常使儿童青少年就诊。一个自杀的威胁或尝试代表了对强烈的失望体验的一种重要的表示。早期识别以上提到的危险因素可能有助于阻止自杀尝试。对这些早期的暗示,或当面临自杀或危险行为的威胁或尝试时,必须进行有力的干预,父母应该直接询问他们不高兴或自我伤害的原因,这样的直接询问可以减小自杀的风险。在没有充分了解情况时,医师不应该提供安慰,因为这样可能破坏医师的可信性和(或)进一步降低年轻人的自尊。重建信心和在家庭内恢复情感平衡可能会有持续的作用。

二、非特异性焦虑障碍

焦虑障碍在儿童青少年时期有数个发生高峰,虽然分离性焦虑和选择性缄默仅在儿童时期发生。焦虑症状在正常父母的正常孩子那里也相当普遍,但儿童往往不能自己来寻求帮助,除非父母发现更多的异常。

儿童广泛性焦虑障碍是儿童期最常见的焦虑障碍,患病率为 3%~6%,其症状与成人的类似,有典型的焦虑表现,症状呈广泛性,病程为持续性。广泛性焦虑障碍主要是表现为对未来的事情、个人的行为与能力、社会可接受性等方面过分的担心与忧虑,对批评敏感,情感上容易受伤害。他们给别人的感觉是过度成熟,在完成任务和职责时要求过分完美,总是寻求消除担忧和自我怀疑。他们试图让他人快乐但是主观上总是相信他们自己的行为从来不会足够好。

不同年龄的焦虑表现不一样。12 岁以上的患者比 12 岁以下的症状更多,更多伴有重症抑郁或单纯恐惧症。年幼者更多地伴发分离性焦虑障碍和注意缺陷障碍。不论年龄大小,每一个患者都呈现对未来事件不现实地担忧这一特殊的症状。但通常患者的担心是放在学校和运动能力与表现方面,同时也强调存在躯体不适的主诉。家长容易认为过度焦虑主要是成年人,儿童不存在焦虑,也不需要治疗。但与儿童相比,成人控制自己生活的能力更强,他们有更多办法来应付处理引起焦虑的情境,儿童往往只能不顾一切地去上学。

广泛性焦虑的平均起病年龄是 10～14 岁,一些症状可能随着年龄增长而有所缓解,但症状较重的青少年,以后复发的可能性也更大。

儿童强迫症是以强迫观念与强迫行为为主要表现的一种儿童期情绪障碍,儿童强迫症具有遗传易感性,起病越早的儿童的家族史更明显。在多发性抽动症与强迫症之间存在遗传相关性,甚至认为两者是同一基因的不同表现形式。研究发现在 5～9 岁起病的强迫症儿童中,家庭成员患抽动症的比率更高。

儿童强迫症平均起病年龄 10 岁左右,儿童早期和青春早期是发病高峰,10% 起病于 7 岁以前,男孩发病比女孩平均早 2 年。儿童强迫症男女比例是 2:1,但在青少年这种差异消失。早期发病的病例更多见于男孩、有家族史和伴有抽动障碍的儿童,儿童强迫症的症状与成人强迫症较为类似,包括强迫观念与强迫行为两类主要表现。多数患强迫障碍的儿童具有多种强迫观念和强迫行为。在较年幼儿童中,症状以强迫性行为为主,强迫性思维不明显。另外,他们对从事强迫性行为并无焦虑与痛苦体验,对这些症状的出现与存在并没有认识,只是当别人打断或干扰他们的重复行为时会表现出烦躁。轻度强迫症患儿往往症状不典型,难以被发现。多数儿童所描述的强迫观念与担忧较为接近,但更复杂。这种强迫观念是过度和非理性的,指向一些不可能的、不现实或被严重夸大的生活事件。

强迫障碍儿童的仪式行为往往需要家人的配合,他们会要求家人重复某些动作或按某种方式回答他们问题。这种固执表现有时会被误认为是行为问题,但进一步评估后,能够被确实是强迫障碍的一种表现。

孤独症儿童的刻板行为类似于强迫症的强迫性行为,但是孤独症有典型的孤独症表现与智力障碍,而强迫症儿童的智力正常,交往能力保持,仪式性行为是一种复杂的、有组织的、自我控制的行为。多发性抽动症常常伴有强迫性症状,与强迫症常常合并存在,造成鉴别诊断的困难。一般来说,有特殊的认识背景的行为应该看作强迫性仪式行为,但是感觉性抽动通常不伴明显的焦虑。

儿童强迫症的预后相对较差,大部分未经过系统治疗或未治疗的患儿在数年之后或到成年期仍存在强迫症状。部分患者发展出现焦虑、抑郁等其他类型疾病,部分患者发展为强迫性人格障碍。多数儿童在接受药物治疗(SSRIs)后,能够缓解部分症状,经过药物与心理行为的联合治疗后,预后明显提高,绝大多数能从治疗中获益,症状减轻,但还是有少数呈现慢性疾病过程。

总体说来,对于儿童期发生的非特异性焦虑障碍,需要多种形式配合的治疗,让儿童面对引起焦虑的环境、物体和情境这种行为干预是治疗恐惧和焦虑方法的共同基本路线。认知行为治疗包括一些心理教育成分在内,帮助患者理解思维是如何引起焦虑,如何能够通过改变错误思维来减少症状,如何使用逃离或回避以外的办法应付恐惧和焦虑。对焦虑儿童进行家庭干预和家庭治疗,往往会有明显而持久的效果。

三、特异性儿童期情绪障碍

(一)分离性焦虑

从 7 个月到学龄前期儿童实际遭遇或有可能与其依恋的人离别时,几乎所有人都会出现某种焦虑,这种焦虑对于年幼儿童的生存是重要的,也是正常的。如果在这个年龄缺乏分离性焦虑,那或者表明存在不安全依恋。

只有当这种分离的恐惧成为焦虑中心,并发生于童年早期时,才诊断为分离性焦虑。分离性焦虑是指儿童与其依恋对象分离时产生的过度的、持久的和不现实的紧张焦虑,这种焦虑会造成儿童许多重要功能的障碍或缺损。

分离性焦虑患者担心父母或儿童自己在分离后会受到伤害,如担心父母之一会在某种意外事件中受到伤害,会被谋杀或被绑架等。因此不愿离开父母,拒绝去上学或单独就寝,做与分离有关的噩梦。并常常诉述头痛、胃痛等各种躯体不适的症状。一般来说,年幼儿童更可能担心有灾难降临到亲人身上,故拒绝离开亲人去上学。年长儿童更可能是在与亲人分开时表现出苦恼。少年期则主要表现为躯体症状与不愿上学。但拒绝上学是分离性焦虑的表现之一,拒绝上学也可能是由其他多种原因造成的,并不都是因分离性焦虑而产生。

分离性焦虑症多发生于 3～15 岁儿童,发病高峰是 6～11 岁。随年龄上升发病率逐渐下降,7～11 岁儿童发病率为 4.1%,12～16 岁为 3.9%,14～16 岁为 1.3%。平均发病年龄为 7.5 岁。分离性焦虑如在青少年身上发生,需要考虑其他问题,除非明显是之前分离性障碍的异常延续。性别差异在儿童期不存在,但在青春期时,女性多见。单亲家庭、社会经济地位较低可能有一定关系。和其他焦虑障碍不同,分离性焦虑较少有基因方面的特别报道。96% 的分离性焦虑会在以后好转。

该障碍与正常分离性焦虑的鉴别关键点在于:针对与其依恋的人(通常是父母或家庭其他成员)分离时产生的过度焦虑,并非单纯是在许多场合的广泛性焦虑的一部分,其严重程度、持续时间及社会功能都异乎寻常。

气质、依恋和父母抚养方式的相互作用可能是分离性焦虑发展的关键因素。如果父母抚养方式缺乏情感或是过分保护和过度控制,这些可能会导致孩子的拒绝上学,缺乏父母照料和侵入性的过度控制可能引起焦虑,不安全依恋可能是分离性焦虑的基础。有压力的转换如搬迁、转学等可能也能够预示分离性焦虑的急性发作。

父母教育能够起到重大作用,父母必须学会一种放松的方式,让孩子逐渐去敏感化,并为进步提供奖赏。

不能从支持和行为管理上面获益的儿童也可以考虑使用一些药物干预,如丙咪嗪是一种使用历史比较长的药物选择,当前的药物推荐也是 SSRIs,使用剂量和处理抑郁相仿,苯二氮䓬类药物也可考虑。

(二)儿童恐惧症

与成人一样,儿童也可产生对各式各样客体或情境的恐惧。这类恐惧中有些(如广场恐惧症)在个人的正常心理社会发育过程不会见到,然而某些恐惧具有显著的发育阶段特征,诊断的关键是儿童不同发育阶段特定的异乎寻常的过分恐惧情绪,并且不属于更广泛的情绪障碍的组成部分。

儿童恐惧症在儿童少年期是常见的心理疾病之一，具体包括特殊恐惧、社交恐惧和选择性缄默等形式。一些研究者认为恐惧实际上是焦虑状态的一种特殊形式，二者在许多方面确有共同之处，病因、发病机制及诊断方面都有交叉。

关于儿童恐惧症病因的研究比较有限，遗传与环境因素在发病过程中相互作用，也存在神经机制与神经内分泌功能的异常。恐惧是对有害刺激的一种学习反应，恐惧反应的获得是以前的良性条件刺激与一种有害的非条件刺激相联系的结果。社交恐惧症儿童在行为上属于过度抑制，他们具有安静、退缩、胆怯等气质特点，不愿说话，对新奇刺激、与陌生成人交往时处于反应的过分敏感状态。纵向研究显示，早期呈现行为抑制的儿童到儿童中期仍然如此，并且在不熟悉的环境下更不愿意对陌生人说话，焦虑、恐惧的发生率增加。家系研究也发现在抑制性的儿童的一级亲属中，存在社交恐惧和儿童焦虑障碍的高发生率。

社交恐惧症儿童在与陌生人交往时，存在持久的焦虑和回避行为，这种行为明显地影响社交关系，导致交往受限，由于社交困难与学习适应下降而出现辍学的可能性增加。但当患儿与家人或熟悉的人在一起时，社交关系尚好。社交恐惧症的发生有两个高峰年龄，第一个为5岁以前，第二个为13岁左右。青春期之前的社交恐惧并不多见，诊断需要排除其他精神疾病。青春期发生的社交恐惧很多与认同和性别同一性、社会接纳和有关独立之间的冲突。这个阶段患者自我意识较高，十分担忧来自他人的评价。

选择性缄默被看作是一种特殊的社交恐惧现象，多在3～5岁起病，表现为在某些特殊场合拒绝说话或不愿意说话，从在家中不对同胞说话到在学校不与陌生成人说话。主要是在离开家庭时不愿讲话，以在学校不愿讲话最多。一些儿童在缄默的场合无任何交流，一些儿童则可以使用手势、点头、摇头、耳语等方式交流。缄默的患儿常常伴有胆小、害羞、退缩，社交焦虑也往往是他们的特点，缄默越严重，焦虑也越重。缄默的患儿也常常表现违抗、执拗等性格特点。他们的不愿讲话有时被看作是违抗与执拗的表现，是儿童与成人之间的一场斗争，这种情况往往和家庭结构关系有很大关系。

治疗原则与儿童焦虑症治疗相同，包括药物治疗与行为治疗，但特别强调行为治疗对儿童恐惧症的治疗作用。包括系统脱敏法、暴露、示范法等，对于年纪较大的儿童可以配合认知干预，消除一些错误的认知偏差。家庭治疗和父母教育往往也是一种有效的处理方式。

特殊恐惧症的预后好，大部分病例经过治疗或未经治疗自然恢复，只有少数病例继续发展下去。根据成年人病例研究与临床观察，社交恐惧症倾向于慢性过程，许多成人病例是从儿童期、青少年期发展而来，选择性缄默症尽管未经治疗一般在儿童期都会消失，但是他们中的大多数会发展成为社交恐惧症。

第七章　精神疾病的康复与预防

第一节　精神疾病的康复

康复精神医学随着精神医学的逐步发展及精神卫生服务的不断改善而逐渐地发展起来,使这门分支学科走上比较成熟且初具规模的发展道路。

一、精神康复的概念和原则

康复从其原文的字意来看,是指"复原""恢复原来的良好状态""重新获得能力"等。就现代医学科学的认识而言,康复主要是指躯体功能、心理功能和社会生活能力(包括职业能力)的恢复。

世界卫生组织提出的健康新概念:"指在躯体上、心理上、社会生活上处于一个完全良好的状态,而不仅仅是没有患病或衰弱",也就是说,一个人的躯体功能、心理功能、社会功能都能达到完好的水平方能称为健康,这也是康复原则的一个基本出发点。

根据世界卫生组织和著名学者们的有关论述,康复的概念已较全面地归纳为:综合协调地运用医学的、教育的、职业的、社会的和其他一切可能的措施,进行训练和再训练,调整周围的环境和社会条件,使伤、病者和残疾人尽早和最大限度地改善已经丧失或削弱的躯体功能、心理功能和社会功能,促使其重返社会和提高生活质量,完成应担负的社会职能;并要求康复对象本人、家庭及所在社区,均参与康复服务计划的制订和实施。

精神康复的总任务是帮助精神残疾者适宜地重返社区和(或)保持精神残疾者原有的能力,以便继续在社区中起作用。换言之,康复工作者要竭尽全力减少康复对象对精神卫生服务系统的依赖性,或尽力保持康复对象现存的独立生活水平。精神康复是通过学习(训练)措施和环境支持,以尽可能使社会性及职能(职业)性角色功能恢复到最大限度;当恢复功能受到持续性缺陷与症状的限制时,应致力于帮助此个体获得补偿性生活、学习和工作环境(如庇护工厂、中途宿舍等),以及将其功能调整或训练到实际可达到的水平。精神康复应在精神病急性发病或加重后立即开始。目标是能维持长时间症状改善,建立或再建立人际关系与独立生活技能,以及帮助个体达到满意的生活质量。在注重提高患者生活质量的同时,强调不能忽视患者生活环境中的自然照顾者,如家庭成员、亲友及寄宿处工作人员等。近年来,家庭干预技术被广泛用于精神病的康复过程中,它通过改变患者的家庭环境可显著地降低精神分裂症的复发率和再住院率。世界卫生组织(WHO)和世界精神康复学会(WAPR)都强调贯彻实施精神病的康复任务必须由家庭承担一部分方能取得较好效果。

（一）提高生活质量

提高生活质量(QOL)是精神康复的另一目的。所谓生活质量是指患者对生活状况、处境的满意程度的评价。各种疾病包括精神病患者的生活质量都会有所改变。因此,须对他们的生活质量进行评估,评估内容分以下两个方面,共12条。

1.物质生活质量评估的有关方面

（1）社会角色、社会地位、社会贡献与社会报酬。

（2）经济收入与支出分配比例。

（3）住房条件与生活环境。

（4）家庭人员组成与婚姻状况。

（5）家庭与个人生活方式。

（6）躯体健康状况与家族病史。

（7）疾病角色及其影响。

2.精神生活质量评估的有关内容

（1）个人理想、愿望,职业满意程度,职业应激因素。

（2）家庭观念、婚姻满意程度、家庭内应激因素。

（3）个性特征、心理健康状况自评。

（4）有害心身健康的行为与生活方式。

（5）社会适应能力与社会支持。

（二）有效发挥社会角色功能

社会角色是指导精神康复的有用概念。精神康复的目的在于帮助患者发挥其现有的才干,通过成功的社会角色以获得自信心并发挥或保持其社会角色。实际上,有些精神病如慢性精神分裂症,所遇到的最困难的问题就是难以在社会中保持其应有的社会角色。有的医务工作者或患者家属,常常把患者角色固定于患者身上,要求他们服从医务人员和家人的照顾,让其无条件地接受各种治疗。其后果是在不同程度上免除了患者的社会责任感,使他们变得更加被动、懒散和不合群,加重了残疾程度。从精神康复的角色出发,应努力将患者角色改变成为社会角色,以减轻其精神残疾的严重程度。

康复是针对残疾而言的。精神康复的主要任务是采取一切手段,尽量减轻精神残疾对患者的影响。有关残疾的定义,世界卫生组织编写的《国际残疾分类》一书中指出,残疾是疾病的后果,即:(内在环境)疾病或紊乱→(外向性)损伤→(客观性)障碍→(社会性)残障。精神疾病所致的残疾亦应合乎上述规律,精神病理学的损伤导致功能缺陷或障碍,表现为社会技能的缺乏,并可能表现为求职技能的减退而难于在社会中独立生存,从而导致患者不能完成应有的社会角色,称之为残障。

社会缺陷的概念主要是指社会功能缺乏或限制,是部分或全部损伤引起扮演各种社会角色能力的困难。由于缺陷带来的社会功能残疾在精神疾患中尤以慢性精神分裂症罹患更多,所以对精神分裂症患者残疾评估尤为重要。

（三）精神康复的基本原则

精神康复的基本原则主要有以下三个方面。

1.功能训练

康复工作的现实目标是人体的功能活动。精神残疾人会出现种种心理功能缺陷,如情感交流障碍、社会交往障碍、认知障碍等,表现在生活、学习、工作等方面的功能障碍。必须通过有效的功能训练使他们重新获得或恢复失去的功能。例如目前比较盛行的独立社会技能训练,采用程式化的训练方法,临床证明非常有效,值得推广。

2.全面康复

指在心理上(精神上)、生理上(躯体上)及社会生活上实现全面的、整体的康复,又称为整体康复或综合康复。全面康复也同样是指在康复的四大领域(医疗康复、教育康复、职业康复、社会康复)中全面地获得康复。由此看来,康复不仅仅是针对功能障碍,更重要的是面向整个人。

3.重返社会

康复最重要的一项目标是通过功能改善及环境改造而促进患者重返社会。这样才能促使康复对象力争成为独立自主和实现自身价值的人,达到平等参与社会生活的目的。尽可能地创造条件在社区建立过渡性的康复设施(如日间康复中心、工疗站、中途宿舍等),以促进逐步地、较理想地回归社会,同时尽量争取社会支持以解决这类患者和残疾者的就业和职业康复问题。

二、精神康复的程序和步骤

综上所述,精神康复的目的是使精神病患者或精神残疾者减少疾病对其个人生活和社会生活的限制,使用技能训练的手段开发或恢复其潜能,再加上社会环境的支持,使精神康复者最终提高生活质量,恢复社会功能,走上回归社会之路。这一过程包括以下几个步骤。

（一）康复前的检查和评定

由于每一位精神残疾者的社会功能缺损是不同的,因此,有效的康复措施应是针对个体具体而实际的功能缺损情况来进行。通过检查,确定精神残疾者的社会功能缺陷具体表现在哪些方面,是职业技能的缺损还是自我照料方面的问题。通过检查和评估,可以确定残疾的等级,也为日后评定康复效果提供有用的数据。

1.始动性的评定

患者需要在督促或命令下才能被动地完成某些行为,实际上患者有能力完成,但不主动去做,这种情况称为始动性缺乏。这种缺损既与疾病性质有关,也与环境有关。

始动性可分为两类。第一类称为自我服务性行为始动性及个人生活行为方面的始动性,包括日常起床、洗漱、穿衣、整理床铺及进餐等行为,可以用"每日始动性评定表"进行评定。第二类代表的是较高水平行为的始动性,包括交友、书信往来、与亲友联系、求职活动、外出购物及运用各种设施等。评定始动性的目的是给患者制订一个切实可行的康复计划,并针对评定中发现的问题,在康复训练中给予矫正,特别是对慢性衰退患者要注意设置实际的生活技能训练内容,以增强患者的主动性和自觉性,使他们不仅能在自我服务性行为方面获得改善,而且能注意加强社交活动始动性的训练,防止精神衰退的加重。

2.社交技能的评定

社交技能是指为了达到人际交流的目的,而采取的有助于表达自己情绪及需求的所有行为。可采用"社会交际量表(SIS)"对患者的谈话技巧作定量评定及对人际交往行为进行评估。经过一段时间的社交技能训练后可采用"社交技能训练进展记录表"对社交活动和独立生活技能状况及训练后的收效情况进行总结比较。

3.职业技能评定

精神残疾康复的目的是恢复其原有的职业能力或学习和掌握新的谋生技能,使其能达到自食其力或部分自食其力,做到残而不废,最终能够重返社会。职业技能评定可分为两个层次。第一,基本职业技能评定,包括是否遵守劳动纪律、个人卫生及衣着、工休时间的利用、对批评或表扬的态度、能否听从指挥、忠于职守、帮助同事、与别人交谈、主动提出要求等。第二,专业技能的评定,一般由专业技术人员评定。

4.康复观察表或评定量表的使用

工作人员按要求填写进程表或调查表是为了系统地、有目的地收集研究资料,便于今后总结和评价康复效果,这需要靠观察患者完成特定的任务情况来完成。根据不同的研究目的,可采用现有的量表如"社会功能缺陷筛选表(SDSS)""morningside康复状态量表(MRSS)""社交技能训练进展记录""住院精神患者康复疗效评定量表(IPRDS)""生活质量综合评定问卷(QOL)"等有关量表。这些表格的操作一般由精神卫生专业人员来完成,需定期讨论患者的评价问题,这将有助于提高评价的技巧,避免个体之间的误差。

(二)制定康复计划应注意的问题

(1)确定康复目标:根据康复诊断及患者、家属、社会对患者的要求及患者的实际能力,来确定康复目标。如家庭要求患者能自理个人生活,那么,能够积极主动地照料个人生活就是康复目标之一;如家庭要求一个家庭主妇能为家庭做饭,那么,能为家庭做饭就是康复目标之一。

(2)确定康复疗程:根据功能缺损的严重程度和康复目标的难度大小、所需人力、物力情况,来确定康复疗程,短至数周至数月,长至数年。

(3)明确康复措施:确定使用行为矫正法还是功能训练等。

(4)确定康复治疗师的工作程序,和患者商定治疗时间。

(5)康复疗程中阶段性的康复疗效的评估。

(三)精神康复的基本内容和方法

精神药物能够有效控制精神分裂症的症状,但很难改变精神残疾的现状。因此,在社会功能缺损与精神残疾的康复过程中,始终需要恰当的精神药物与心理社会康复措施巧妙地结合起来,才能最大限度地显示精神康复的效果。常用的技能训练措施如下。

1.药物自我管理技能训练

精神病患者要想独立生活,必须掌握一项技能,即药物自我管理能力。药物管理的原则是要为患者选择一种适合的药物及合适的维持量,使精神状态处于最佳状态,同时尽可能使药物不良反应最小。本技能训练包括以下4个内容。

(1)掌握有关抗精神病药物作用的知识。

(2)学会正确管理和评价自己所服药物的作用。

（3）识别并处置药物的不良反应。

（4）学习与医务人员取得联系和取得帮助的能力。

2.症状自我监控技能训练

教会康复者自我认识精神病复发的早期症状，做到尽早采取措施防止复发。包括以下4项内容。

（1）识别病情复发的先兆症状。

（2）如何监控先兆症状。

（3）怎样处置持续症状。

（4）学习拒绝饮酒和拒绝吸毒的技能。

3.重返社会技能训练

重返社会的技能训练是为出院后回到社区做准备，教会精神病患者能够很好地在社区中生活。技能训练包括以下内容。

（1）独立制定重返社区的计划。

（2）社会联系的技能训练。

（3）正确处理在社区生活中遇到压力的能力。

（4）学会制定每日活动计划的能力。

（5）学会制定约会和赴约的能力。

4.集中注意过程的训练

许多慢性精神分裂症患者，常常具有严重注意障碍。康复者难以进行机体的康复训练，而需要采用多种的、短时间的训练方式。采用阳性强化的方法，如果康复者在一段时间内集中了注意，训练师应予以表扬并给予奖品。训练时应设法吸引患者的注意力，如发现患者有不当的言行，可让另一位患者来演示，让他模仿，直至出现正确的反应。

5.个人仪表的训练

有些慢性精神患者的装束奇特，化妆也不恰当。这些仪表不整的问题最容易引起公众对精神病患者的歧视，造成与社会的隔阂。训练内容包括给患者讲述个人仪表的重要性，在不同的身份、场合下应怎样修饰自己。在对镜训练中，让他们对自己的仪表进行评判和修正，让他们看到经过自己修正后的整洁、恰当的仪表，从而提高自信心，掌握自我修饰的方法。

6.职业康复（OT）

指以目的明确地从事某种职业训练为基础，旨在恢复动机、信心和特殊技能，用以治疗躯体或心理缺陷的方法。职业康复的宗旨在于使残疾者最充分地发挥潜能，实现人的价值和尊严，取得独立的经济能力并贡献于社会。残疾往往使残疾者产生自卑和失去价值的心态，产生依赖于人的强烈感觉，从这种心态和感觉中解脱出来的最有效的办法是能够恢复职业或就业。

传统的职业康复方法主要包括日间治疗、庇护性就业、俱乐部形式、过渡性就业等。传统职业康复采取的是"培训-就业"的思路，即先给予精神病患者足够的培训，然后再帮助其逐步就业，最终达到完全独立的工作状态。

日间治疗指给予那些无法参加庇护性就业或者竞争性工作的出院后精神病患者提供日间照顾和训练活动。主要训练内容包括日常生活技能训练、心理教育和咨询、职前技能训练。具体训练项目包括很多手工装配活动、群体活动、娱乐休闲活动等。在日间治疗项目中,给精神病患者提供基本技能训练和日间照顾是首要目标,而帮助精神患者就业是次要目标。

庇护性就业指由政府、医院或者非政府组织提供工作场所,帮助出院后但暂时无法就业的精神病患者在此工作,提供实际工作培训,帮助患者逐渐适应工作,培养工作技能。

支持性就业是最新发展的康复技术,在帮助患者获取竞争性工作方面有较好的成效。支持性就业帮助出院后的精神病患者尽可能地在竞争性市场中找到并从事他们喜欢的工作,从专业工作者那里得到所需技能的培训,和正常人一起工作并获得经济收入,并且得到长期的持续支持。

职业康复不仅是一种治疗方法,也是一种残疾人就业系统。职业康复可分为传统职业康复和支持性就业两类。众多研究发现,支持性就业在帮助患者获取工作方面具有明显的优势。但是支持性就业在维持工作和改善非工作症状方面不存在显著优势。因此最新的职业康复研究着眼于将支持性就业方法和不同的心理社会治疗方法结合起来,形成综合性的支持性就业模式。

第二节　精神障碍的三级预防

精神障碍的预防分为三级。一级预防或早期预防的目的是降低精神障碍发生的危险性;二级预防的对象是已经患病的患者,应利用一切可能控制症状、缩短病程,并减少疾病对患者生活的影响;三级预防是防止疾病的再次发作,减少精神残疾。由此可见,预防、治疗及康复在精神医学中是相互关联的,精神障碍的预防涉及的不是单一的内容,而是关系到所有的治疗措施。

一、一级预防

从时间顺序上说,最早和最根本的措施是遗传学预防,尤其是对智力障碍和精神病,然后是对幼儿期获得性脑损伤的预防,这种获得性脑损伤也是儿童和成年人神经症与精神病的致病因素。同时,儿童的家庭和社会生活环境对各种精神障碍的发生也有重要影响。除了家庭环境,一级预防的工作也涉及居住环境和学校教育方面。

对公众进行心理健康教育是一级预防的重要措施,主要内容包括情绪的调节、人格的完善和建立良好的人际关系。同时,应对精神障碍的危险人群提供及时有效的心理帮助。例如,"第三状态"是近年来引人注目的话题,处于这一状态的人工作效率低、易疲劳、食欲不振、失眠健忘、焦虑抑郁,而其严重程度尚未达到某一种躯体疾病或精神障碍的临床诊断标准,故只好将这种介于健康与疾病之间的生理、心理功能低下的状态称作"第三状态"(亚健康状态),这是一个相当庞大的群体,很容易发展成为各类精神障碍患者。

各种形式的躯体主诉(如头痛、心慌、胃肠道不适等)虽然可能是躯体疾病的症状,但也可能是精神疾病的症状。综合医院的医师不应只是对症治疗,而应与就诊者深入、细致地讨论心理问题,调整其生活方式,帮助他改变对那些主诉的态度,恰当地评价自己的身体功能。此外,医师如何向患者传递有关疾病和诊疗信息,如何对待患者的各种情绪反应,也直接影响到精神障碍的发生。

二、二级预防

二级预防的关键在于对精神疾病的早期干预,即早发现、早就诊、早治疗。其中,患者的亲人起着至关重要的作用,他们往往由于无知而对早期病情视而不见,或者出于恐惧或病耻感而不愿就医,或者受到某种不实宣传的误导,去寻求"包治百病"的"祖传秘方",甚至烧香拜佛。很显然,这些做法对已经很不幸的患者无疑是雪上加霜。此外,综合医院的医师和社区卫生工作者对精神障碍的识别率低也是影响二级预防的重要原因。因此,要做好精神疾病的二级预防,需要向不同人群进行不同层次的教育和培训。

三、三级预防

精神疾病是一类高复发率、高致残率的疾病,由于病因不明,目前防止复发的主要手段是药物维持治疗。在这方面,第二代抗精神病药具有疗效肯定、不良反应小、服用方便等优势,减轻了恢复期患者在学习工作的同时,还要忍受药物不良反应的苦恼,大大提高了治疗的依从性。同时,有效地识别和处理复发的早期症状也是防止复发的重要手段。当已经治愈的患者出现自知力得而复失、睡眠昼夜节律颠倒、情绪不稳、敏感多疑等表现时,及时调整药量可避免病情复发。维持治疗的药物品种和剂量个体化较强,需要不断地摸索,而且要向患者和家属反复强调维持用药的意义和擅自停药的危害。

精神残疾的预防需要多种形式的康复设施和行之有效的康复手段,更重要的是社会、家庭、患者本人和专业人员的共同参与。我国政府和中国残疾人联合会在这方面做了大量工作,《中国残疾人权益保障法》已经将精神残疾正式列为残疾人的一种,为维护他们的合法权益起到了重要的推动作用。

精神障碍的预防措施对医学的其他领域也很重要。一方面,它可预防与躯体疾病相伴随的精神方面的并发症,避免这些并发症对原发病的反作用,这也是精神科医师会诊的重要任务之一。另一方面,精神障碍的预防措施也可阻止损害躯体健康的情况发生,例如对肥胖症患者的心理治疗有助于降低肥胖带来的躯体损害,对手术前后的患者实施心理治疗也有助于躯体疾病的尽快康复。

参 考 文 献

[1]陈伟.精神心理疾病诊治基础与进展[M].长春:吉林科学技术出版社,2019.

[2]杜亚松.儿童青少年情绪障碍[M].北京:人民卫生出版社,2013.

[3]郝伟,于欣.精神病学[M].北京:人民卫生出版社,2013.

[4]江开达.精神障碍药物治疗指导[M].北京:人民卫生出版社,2016.

[5]李江波.抑郁症实用森田疗法[M].北京:北京大学医学出版社,2022.

[6]梁龙腾.常见精神疾病的诊疗与护理[M].上海:上海交通大学出版社,2015.

[7]鲁龙光,黄爱国.心理障碍自我疏导治疗[M].北京:人民卫生出版社,2021.

[8]马敬.实用精神疾病学[M].天津:天津科学技术出版社,2018.

[9]马辛,毛富强.精神病学[M].北京:北京大学医学出版社,2019.

[10]王飚.躯体疾病所致精神障碍[M].北京:人民卫生出版社,2012.

[11]王诚,姚贵忠.实用精神疾病康复手册[M].北京:人民军医出版社,2015.

[12]王金成.精神科疾病诊疗[M].上海:上海交通大学出版社,2020.

[13]王俊成.心理健康与心理障碍[M].北京:人民军医出版社,2015.

[14]王维治.神经病学:全2册[M].北京:人民卫生出版社,2021.

[15]夏宣禄,孟宪明.儿童青少年期精神心理障碍防治指南[M].北京:人民军医出版社,2012.

[16]徐学兵.现代精神疾病与心理障碍[M].北京:科学技术文献出版社,2020.

[17]杨明荣.心理与精神护理[M].北京:人民军医出版社,2015.

[18]姚贵忠.精神心理与行为障碍研究伦理审查理论与实践[M].北京:北京大学医学出版社,2020.

[19]姚贵忠.重性精神疾病个案管理操作手册[M].北京:北京大学医学出版社,2021.

[20]张利岩,刘则杨,应岚.精神心理疾病居家护养[M].北京:人民卫生出版社,2022.